MÉMOIRE

SUR LES

HERNIES OMBILICALES
ET INGUINALES
DES JEUNES POULAINS

Par M. MARLOT
Vétérinaire à Entrains (Nièvre).

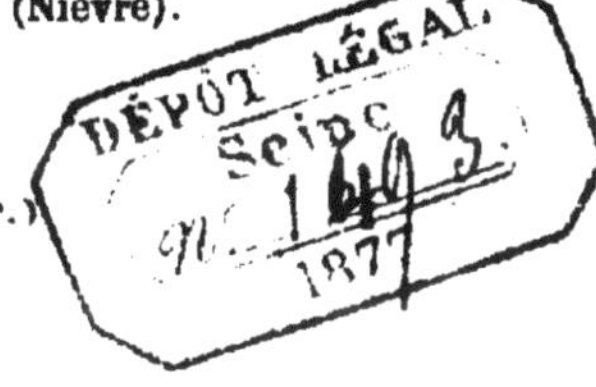

(Médaille d'or.)

> La persévérance dans le progrès seule peut donner la perfection.
>
> Le temps détruit les mauvaises doctrines et consacre les bonnes méthodes.
>
> H. M.

En 1859, j'ai eu l'honneur d'envoyer à la Société impériale et centrale d'agriculture de France un Mémoire sur une *Nouvelle méthode de traitement des hernies ombilicales et inguinales des jeunes poulains*, Mémoire qu'elle a jugé digne de la médaille d'or, et par l'importance de la question qu'il traitait et par la bonté de la méthode opératoire que je proposais. Je disais que la hernie ombilicale occasionnait à l'agriculture et au commerce français un préjudice annuel de plus d'un million (1) que ma méthode de traitement

(1) Dans les chiffres que je donnais dans ce premier Mémoire, j'estimais à 15,248 le nombre de jeunes solipèdes atteints de hernie ombilicale, et je portais à 200 francs leur valeur moyenne, mais à l'âge de

aurait pour effet d'éviter ; aussi me suis-je fait un devoir non-seulement de l'offrir à cette Société savante, mais encore de le porter à la connaissance de mes confrères en le publiant. J'ai été très-satisfait d'apprendre que depuis lors ma méthode était, comme je l'avais proposé, enseignée aux élèves de l'École vétérinaire d'Alfort, à la cour des opérations, où mon ancien professeur, M. Goubaux, lui avait plaisamment donné le nom de *Marlotomie*. Quoi qu'il en soit, je suis heureux de savoir que mon procédé est aujourd'hui mis en pratique avec un succès constant par un grand nombre de praticiens vétérinaires dont plusieurs m'ont informé des heureux résultats qu'ils ont obtenus. J'ai entre les mains une volumineuse correspondance avec des confrères que j'ai initiés à ma méthode chirurgicale : tous ont paru satisfaits ; beaucoup m'ont adressé leurs remerciements. Mais, chose digne de remarque, c'est qu'aucun insuccès par mon procédé n'a été publié dans les annales de la science. Mes confrères auraient-ils été tous aussi heureux que moi? Je me plais à le croire, car quand une nouvelle méthode est publiée, qu'elle est approuvée par un homme de la valeur de Delafond, que cette approbation, déjà si considérable au point de vue scientifique et pratique, est approuvée par la Société centrale d'agriculture, les praticiens malheureux dans son exécution et généralement plus disposés à accuser le vice de la méthode que leur inhabileté, ne manquent pas de publier et d'anathématiser l'innovateur, dont la grande assurance concernant l'innocuité du procédé les a trompés. Et s'il en eût été ainsi, ils auraient bien fait, car, comme l'a dit

---

huit à dix mois et non à celui de deux à trois ans, comme l'a compris et écrit le savant rapporteur de la Commission, car à cet âge les poulains de nos pays valent de 500 à 800 francs et même plus. Aux belles foires de Lainsecq (Yonne), en octobre et novembre, les pouliches se vendent de 200 à 300 francs et les poulains de 300 à 500 francs. Cette année, à la foire de Lainsecq du 25 octobre, il s'est vendu des poulains laitons plus de 600 francs. C'était, il est vrai, des poulains exceptionnels, des animaux d'avenir.

mon ancien maître, M. Reynal, « les erreurs en médecine, les insuccès en chirurgie, consciencieusement rapportés, servent autant les progrès de la science que les cures les plus merveilleuses. » Cette idée est parfaitement juste, il ne suffit pas de montrer aux praticiens des exemples à imiter, il est bon, il est salutaire de leur faire voir les écueils à éviter. Une idée nouvelle est proclamée en médecine et chirurgie, aussitôt apparaissent une foule de prosélytes et une foule de détracteurs : d'un côté les succès, de l'autre les déceptions. Ainsi la ferrure périplantaire, ainsi le procédé Dayot, ainsi la cautérisation Fœlen, etc..... S'en plaindre! mais on aurait tort. Cela prouve d'une manière évidente, incontestable même, que le procédé mis en avant comme excellent n'est pas le meilleur, que la méthode proposée comme la meilleure n'est point parfaite, qu'elle est susceptible d'amélioration. Car il n'y a pas d'effet sans cause, un insuccès a sa raison d'être. S'il ne dépend pas de l'incurie de l'opérateur, il vient certainement du procédé lui-même. Eh bien! c'est cette cause d'insuccès qu'il faut chercher, qu'il faut trouver, afin de pouvoir l'éviter à l'avenir en modifiant le *modus faciendi*. Si un procédé est mauvais, il ne résiste pas à l'épreuve du temps, il disparaît. Mais la perfection d'une bonne méthode vient certainement avec le temps, elle arrive plus promptement encore quand elle est provoquée par une discussion loyale basée sur l'observation. Car on a dit quelque part que la vérité était l'éclair de la discussion. Cela est vrai le plus souvent, mais il est plus exact de dire que la discussion éclaire, mais que le temps sanctionne ou détruit toute doctrine.

La Société centrale d'agriculture, par l'organe de son honorable rapporteur, M. Delafond, alors directeur de l'École d'Alfort, m'avait engagé à lui faire connaître les nouveaux perfectionnements et succès que j'avais obtenus. Deux ans après, c'est-à-dire en 1861, je me rendis à cette invitation en rédigeant un deuxième Mémoire, persuadé alors que les nouvelles observations que j'avais recueillies, que les dispositions anatomiques que j'avais reconnues et qu'enfin et surtout les modifications heureuses que j'avais fait subir à mes instruments, de manière à les rendre applicables à tous les cas, assuraient à la chirurgie vétérinaire la conquête définitive de ma méthode de traitement.

J'avais expliqué ces perfectionnements à M. Delafond, qui m'avait répondu « qu'il les trouvait *très-bons.* » J'envoyais le second Mémoire le 30 décembre 1860. M. Delafond en fut d'abord nommé rapporteur, puis M. Renault en 1861. Mais la mort implacable avait moissonné ces deux illustrations vétérinaires avant qu'un rapport ait pu être fait sur mon travail, qui enfin s'était trouvé égaré, ce que je regrettai d'autant plus vivement que je n'avais conservé aucune copie de mon manuscrit.

En 1869, M. Reynal, que je vis à la séance solennelle de la Société centrale d'agriculture, m'engagea à refaire de toute pièce un Mémoire sur ma méthode de traitement des hernies qui, par les perfections que je lui ai fait subir, constitue en quelque sorte un procédé tout à fait nouveau. J'avais commencé la rédaction de ce Mémoire, quand je lus l'article HERNIE du grand Dictionnaire de MM. Bouley et Reynal, article sorti de la plume si habile de M. Bouley. Je fus bien surpris et bien satisfait de voir ce Mémoire inédit plusieurs fois cité, et auquel l'article faisait de notables emprunts dans tout ce qu'il avait de neuf, d'original et d'important.

M. Bouley m'apprit comment il se faisait que depuis plus d'une dizaine d'années ce Mémoire était entre ses mains, Renault, avant de partir pour sa funeste expédition d'Italie, le lui avait remis afin qu'il l'utilisât dans ses leçons aux élèves. M. Bouley, en me rendant mon manuscrit, m'engagea à refaire ce travail, à y ajouter mes nouvelles observations et à envoyer ce Mémoire ainsi retouché à la Société centrale de médecine vétérinaire, plus compétente pour l'apprécier.

Je me rends donc aujourd'hui à ce désir, avec l'espérance que ce manuscrit sera plus heureux que celui qu'il est destiné à remplacer. Mais « à quelque chose malheur est bon. » Ce Mémoire n'en sera que plus important, car il ne s'appuie pas seulement sur 94 observations comme celui de 1860, mais sur près de 350 cas nouveaux de guérison. Et il est un fait digne de remarque, c'est que, depuis 1860, époque à laquelle j'ai modifié ma pince et ma plaque, je ne me suis jamais vu dans la nécessité d'apporter la plus légère modification à ma méthode opératoire, ni à mes instruments, qui sont d'un usage général, c'est-à-dire applicables à tous les cas.

Ainsi, depuis treize ans j'ai rencontré des hernies plus ou moins volumineuses, à ouverture très-grande, considérable même, à sac herniaire très-épais, jamais, je le répète, je ne me suis trouvé dans la nécessité de modifier de nouveau ma pince et ma plaque ombilicales qui s'adaptent à toutes les circonstances. Ces treize années qui se sont écoulées sont donc la consécration de la bonté de ma méthode, et elles se sont écoulées aussi sans réclamation de la part de plus de trois cents confrères que j'ai initiés à mon procédé et qui l'ont employé. Le silence a parfois une éloquence bien significative.

Cela dit, je vais entrer en matière. Je ne m'étendrai pas sur chaque cas particulier en détail, ce serait chose fastidieuse et d'ailleurs inutile, car, dans ma méthode, décrire un cas, c'est les décrire tous, tellement ils sont identiques par la marche régulière et uniforme des phénomènes consécutifs à l'opération. C'est, pour ainsi dire, une précision toute mathématique dans la succession des symptômes qui suivent l'opération. Je citerai peut-être, dans le cours de ce Mémoire, quelques cas graves ou extraordinaires qui mériteront plus particulièrement attention, ou qui commandent quelques réflexions pathologiques.

Je n'emploie plus maintenant que la pince et la plaque, auxquelles j'ai apporté, je le crois, leur dernière perfection, comme la Société vétérinaire pourra en juger plus loin. D'ailleurs, treize années de pratique et d'expérience ont sanctionné cette perfection.

Les raisons qui, dans quelques circonstances exceptionnelles, me faisaient employer le bandage, se sont évanouies devant l'observation attentive des faits. Cependant, je dois le dire, le bandage peut encore être utile pour *hâter la guérison*; quand, huit ou dix jours après la chute du sac herniaire, il reste à l'endroit de l'ombilic une petite tumeur fluctuante, attestant la complète obturation de l'anneau ombilical et la tendance à la formation d'une nouvelle hernie. C'est ce qui arrive quelquefois quand l'ouverture herniaire est naturellement très-grande, et que la chute du sac a été relativement trop hâtive, mais non comme par la cautérisation nitrique, susceptible d'être dangereuse. Ou bien peut-être encore quand on ne comprend pas dans la pince le sac herniaire cutané tout entier. Mais quand, après l'opération de l'exomphale et la cicatrice de l'ombilic, il reste cette petite tumeur molle, un reste de hernie, en un mot, c'est *le plus souvent*, pour ne pas dire *toujours*, quand le sac péritonéal échappe au pincement, et par conséquent à la suture; car, comme je l'ai expliqué dans mon premier Mémoire (p. 39), c'est la séreuse qui joue le rôle, sinon unique, mais principal dans les phénomènes d'obturation de l'anneau ombilical, et dans les résultats curatifs de la hernie.

Le bandage devra surtout être employé par le jeune vétérinaire qui débute, et qui doit se faire de la prudence une règle salutaire, car on sait combien est épineux un début; l'élève le plus instruit de l'École peut perdre sa réputation et son avenir dans une clientèle, s'il débute par un insuccès; mais, puisque me voilà entraîné à parler dès maintenant du bandage, qu'il me soit permis de donner ici un conseil aux jeunes praticiens, encore trop timides pour se servir des méthodes opératoires chirurgicales ou thérapeutiques (la cautérisation), pour le traitement des hernies ombilicales : c'est de se servir du bandage élastique que j'ai imaginé, il procurera une guérison presque certaine, lente il est vrai, et jamais d'insuccès graves ni mortels. Mais de ce que mon bandage réussissait à merveille et très-promptement, quand la guérison avait été incomplète par ma méthode chirurgicale, j'ai pensé que la tuméfaction inflammatoire qui existait encore dans la partie était favorable à la guérison par le bandage, lequel, par sa pression, écrasait l'engorgement et déterminait l'obturation du trou ombilical. Alors j'eus l'idée d'appliquer, au préalable, sur la tumeur herniaire, une substance vésicante ou seulement irritante, afin de déterminer une inflammation du tissu cellulaire sous-cutané, puis, lorsque l'engorgement inflammatoire était bien développé, j'appliquais alors mon bandage élastique ; avec cette précaution de recouvrir le tampon ombilical d'un mélange de poudre d'amidon et d'alun de glace, parfois même d'un mélange de suie et de farine. La pression du tampon, je le répète, en écrasant l'engorgement efface l'ouverture herniaire et provoque une prompte guérison.

J'ignorais alors le mode de traitement de M. Leroux, consistant dans l'application d'un large sinapisme sur l'abdomen. Quant à moi, je me contentais de recouvrir l'exomphale et son pourtour, à 2 ou 3 centimètres, au moyen de vésicatoire ordinaire, dans lequel j'avais ajouté de la farine de moutarde. Je faisais l'application irritante plus ou moins épaisse et plus ou moins large, selon le volume de l'exomphale, l'épaisseur de la peau et la grandeur de l'ouverture herniaire. Au bout de vingt-quatre heures ou quarante-huit heures, j'appliquais le bandage dont, comme je l'ai déjà dit, le tampon était recouvert de poudre absorbante et dessiccative (poudre d'amidon, d'alun, de suie, etc.).

J'employais surtout ce moyen quand j'étais appelé pour des hernies ombilicales infructueusement traitées par la cautérisation nitrique, par des empiriques et quelquefois même par des vétérinaires. Alors la hernie était plus volumineuse, et ce volume était plus spécialement dû au grand épaississement du sac herniaire. Cet épaississement n'était point tel, cependant, qu'il m'aurait été impossible de comprendre le pli du sac dans ma pince et d'opérer par mon moyen ordinaire, mais je craignais surtout qu'il n'y eût des adhérences de l'intestin, consécutives à la cautérisation nitrique, l'épaisseur du sac ne permettant pas la reconnaissance facile de l'existence ou de l'absence de ces adhérences qui, bien certainement, compromettaient le succès de l'opération.

Ainsi donc, l'association du procédé Leroux avec mon bandage présenterait certainement des avantages, d'abord pour le bandage, en abrégeant le temps de guérison, et pour le procédé par le sinapisme, en ne nécessitant pas une application trop étendue et inutilement plus douloureuse de moutarde.

Les empiriques, les propriétaires même, cherchent à surprendre nos moyens de guérison, afin de pouvoir les appliquer eux-mêmes. C'est ainsi qu'ils se sont emparés de la cautérisation nitrique. Ils ne manqueraient pas de s'emparer de la *sinapisation*.

J'oubliais de dire que chez les poulains dont les exomphales sont directement à l'entrée du fourreau, je ne mettais point de pommade vésicante à la moutarde afin d'éviter son contact avec la tête du pénis, mais je me contentais de faire une bonne friction avec de l'alcool cantharidé, dans lequel il m'est arrivé d'ajouter un peu d'acide nitrique, quand je trouvais le sac herniaire trop épais. Je me trouvais bien de ce dernier moyen. Car si l'on fait une application de pommade ou d'onguent, il arrive que dans le décubitus la tumeur herniaire se trouve essuyée par le contact des jarrets ou de la face interne de la cuisse.

Dans l'application d'un bandage ordinaire, comment s'opère la guérison? Il n'en a encore été rien dit. Ainsi, voici un exomphale : un bandage est appliqué, il s'oppose mécaniquement à la sortie de l'intestin; si un peu plus tard le bandage est enlevé, l'intestin fait de nouveau irruption par le trou ombilical et revient remplir le sac herniaire qui avait été déprimé par la pelote du bandage. Or, pour que le trou ombilical s'obstrue, il faut nécessairement qu'il y ait là un travail inflammatoire préalable, une exsudation plastique, un bourgeonnement du tissu cellulaire circonvoisin. Eh bien! cette inflammation, en quelque sorte occulte, n'est-elle pas produite par l'irritation qui résulte de la pression constante du tampon, et peut-être d'un certain frottement? Ceci est si vrai, que lorsque dans ma pratique je me servais de pelotes fraîchement rembourrées et très-douces par conséquent, la guérison était plus lente, et quand elles servaient pour la deuxième ou la troisième fois, et alors qu'elles étaient devenues dures et blessaient le sac herniaire, la guérison était plus prompte. En effet, sans cette irritation pas d'inflammation, et sans celle-ci pas de cicatrisation possible. Alors, le bandage ne serait que palliatif et non curatif.

Par mon bandage, ainsi que je l'ai relaté dans mon premier Mémoire (1860, p. 20), j'obtenais la guérison du trentième au quarantième jour, tandis que depuis et alors que je fais une application préalable irritante sur l'exomphale, j'obtiens la guérison en quinze à vingt jours.

Je n'insiste pas davantage sur les bons effets de cette combinaison des irritants et du bandage, attendu qu'ils se comprennent parfaitement.

---

§ II

Formation. — Etiologie de la hernie ombilicale. Hérédité.

L'exomphale, je l'ai déjà dit, se forme ordinairement peu de temps après la naissance. Le plus souvent elle est occasionnée par les épreintes et les efforts considérables auxquels se livrent les jeunes poulains pour chasser le méconium. Plus tard, ce sont les courses violentes, les sauts, les cabrades qui peuvent déterminer la hernie. D'ailleurs, toutes ces causes sont parfaitement rapportées dans le dictionnaire de MM. Bouley et Reynal, et il est inutile que je m'étende davantage sur ce sujet. Seulement je dois dire que j'ai remarqué qu'à la suite des années humides, les juments faisaient des poulains plus prédisposés à la hernie ombilicale; et alors j'ai souvent plus du double d'exomphales à opérer qu'à la suite des années sèches. Cela se conçoit à cause du relâchement des tissus, de l'appauvrissement du sang, et partant d'une cicatrisation plus lente et plus difficile. Les animaux étant continuellement plongés dans une atmosphère chargée de vapeur d'eau, subissent tout d'abord l'action débilitante de l'humidité, puis plus tard, et alors qu'ils auraient besoin d'une alimentation fortifiante pour contre-balancer cette pernicieuse influence, les animaux font usage d'aliments qui n'ont pu acquérir sur pied toutes leurs qualités nutritives, et qui souvent encore ont été mal récoltés et avariés. On conçoit dès lors que les animaux sont mous, et que les juments poulinières nourrices et pleines sont surtout affaiblies.

C'est par la même cause, sans doute, que j'ai plus de poulains à opérer d'exomphales dans la Puysaie (contrée très-humide) que dans la Forterre (contrée sèche). Les foins naturels de la Puysaye, composés de beaucoup de carex, de joncs, de queues-de-renard, ne valent pas les fourrages artificiels de la Forterre. (La Puysaie et la Forterre se partagent ma clientèle.) En Puysaie, les poulains ont le ventre plus volumineux.

Hérédité. — Toujours lorsque je fais mes opérations de hernies ombilicales je demande des renseignements sur l'étalon et sur la jument. Assez souvent l'on me répond que la mère avait une exomphale dans sa jeunesse. D'autres fois c'est l'étalon. Ainsi j'ai connu un étalon qui donnait beaucoup de poulains à exomphale, j'ignorais si dans sa jeunesse il avait eu une exomphale; il n'en portait d'ailleurs aucune trace. J'ai vu des juments, qui cependant n'avaient non plus jamais eu d'exomphale, donner des produits qui le plus souvent en étaient atteints. Les lois de l'hérédité sont si bizarres! Peut-être les jeunes sujets tenaient-ils cette infirmité de leur grand-père ou de leur grand'mère.

D'ailleurs tous les praticiens sont d'accord sur l'hérédité; mes observations particulières ne font donc que confirmer cette opinion.

---

§ III

Constitution anatomique de la hernie ombilicale.

Aucun auteur vétérinaire n'a, que je sache du moins, donné l'anatomie chirurgicale de l'omphalocèle; il est même étonnant que M. Élouet, qui assure *avoir opéré en vingt-six ans plus de 3,000 poulains!* n'ait pas jugé à propos de donner les caractères anatomiques de la hernie ombilicale (1). Mais on voit par la suite de son article que, suivant les errements des auteurs, il ignore la constitution intime de l'exomphale; moi-même, dans mon premier Mémoire, je ne l'ai donnée que d'une manière fort incomplète, n'ayant alors fait aucune dissection de la hernie ombilicale. Et cependant la connaissance exacte de la composition anatomique de l'omphalocèle est d'une grande importance non-seulement pour la *pratique éclairée* de l'opération quelle qu'elle soit, mais encore et surtout pour *l'interprétation rationnelle* de ses conséquences funestes ou curatives.

Dans mon premier Mémoire (imprimé en 1859), je rapportais un cas de guérison de hernie inguinale par mon procédé. Depuis j'en ai traité plusieurs et avec un égal succès. Les phénomènes primitifs et consécutifs se sont passés dans le même ordre et de la même manière que

---

(1) *Recueil de médecine vétérinaire*, 1867, p. 193.

dans le cas de hernie ombilicale. Eh bien! l'on se rendra parfaitement compte de cette similitude dans les résultats, quand l'on saura que l'anatomie de la hernie ombilicale est analogue, sinon identique, à celle de la hernie inguinale.

Voici donc comment est composée l'exomphale : la ligne blanche présente une ouverture parfois circulaire, le plus souvent ovalaire ou en fente dans le sens antéro-postérieur, ouverture par laquelle l'intestin s'engage en poussant en dehors le péritoine qui forme un premier sac herniaire, puis l'aponévrose du fascia-transversalis, espèce de tunique fibreuse blanche, constitue la deuxième enveloppe, puis l'aponévrose abdominale forme la troisième, le muscle peaussier la quatrième, et enfin la peau qui fournit le cinquième et dernier sac herniaire.

Ainsi, comme on le voit, il y a bien réellement cinq enveloppes correspondant aux cinq enveloppes testiculaires et qui sont exactement de même nature, puisqu'elles sont fournies par les mêmes tuniques abdominales, à l'exception de la tunique érythroïde fournie par le muscle crémaster; il n'en est pas, et il ne peut en être autrement. Ce n'est point par induction analogique que j'ai donné cette anatomie de l'exomphale, mais c'est le scalpel à la main que je l'ai découverte.

Autrefois je pensais, comme je l'ai relaté dans mon premier Mémoire (p. 4), qu'il n'y avait que deux sacs herniaires, l'un péritonéal et l'autre cutané, que je disais rarement distincts, mais souvent confondus; idée émise par les anciens observateurs vétérinaires, mais qui est certainement une erreur que l'on avait acceptée et propagée jusqu'ici. Il est même étonnant que des praticiens de la valeur de MM. Bénard et Hamon n'aient pas reconnu cette disposition anatomique de l'omphalocèle. Et M. Noulard non plus ne l'a point reconnue, lorsqu'il admettait des exomphales avec adhérences, et qu'il s'évertuait dans son opération à isoler le péritoine de la tunique fibreuse, adhérence qui n'était point du tout anormale, mais parfaitement naturelle.

Sans doute, les observateurs praticiens pensaient qu'il y avait en quelque sorte rupture à l'ombilic, trou avec perte de substance, comme s'il eût été fait à l'emporte-pièce, et qu'alors le péritoine, poussé par l'intestin, venait purement et simplement se mettre en rapport avec la peau, avec laquelle il était uni, pensaient-ils, par un tissu cellulaire plus ou moins serré ; mais il n'en est rien. Il n'y a pas plus rupture ici que dans les autres hernies, comme le pensaient d'une manière générale les anciens auteurs ; pour eux, le mot hernie entraînait l'idée de rupture. Cette erreur a été reconnue, elle n'avait jusqu'ici persisté à être admise que pour la hernie ombilicale seulement. Eh bien ! je le répète, il n'y a pas trou par perte de substance, mais trou par allongement et par amincissement de tissu à l'endroit de l'ombilic. Et la tunique abdominale n'est point perforée, elle se continue en s'amincissant pour former une poche à l'intestin, de la même manière que fait le péritoine qui, lui non plus, ne se perfore point.

M. H. Bouley, dans son remarquable article sur les hernies, qui est le reflet fidèle de l'état actuel de la science, relate au commencement (t. IX, p. 303) cette disposition anatomique de deux sacs herniaires, l'un péritonéal, l'autre cutané. Mais à ce moment M. Bouley n'avait pas encore consulté mon Mémoire inédit que je reproduis ici, et ce n'est qu'à la page 355 qu'il parle de la véritable anatomie de l'omphalocèle.

Ainsi il y a donc cinq enveloppes, et, je le répète, ce n'est point l'analogie qui me les a fait admettre, mais le scalpel qui me les a fait reconnaître. C'est donc l'évidence même. Toutes ces enveloppes sont unies entre elles d'une manière assez lâche, à l'exception toutefois de la tunique fibreuse blanche et de l'enveloppe fibreuse jaune qui, à partir seulement de l'anneau ombilical, c'est-à-dire de la base de la hernie, sont intimement unies, comme tissées ensemble et même confondues de manière à ne former qu'une seule enveloppe effective, et comme la peau est unie au peaussier par un tissu cellulaire assez condensé, il s'ensuit que si réellement il y a cinq enveloppes de nature différente, il y a par la réunion de quatre d'entre elles, deux à deux, que trois enveloppes bien apparentes :

1° L'interne, le péritoine, sac séreux doublé d'une couche de graisse jaune à sa face externe qui permet sa *facile séparation* du sac fibreux.

2° L'enveloppe fibreuse de nature mixte, blanche et jaune, constituée par la confusion de l'aponévrose blanche du fascia-transversalis et de l'aponévrose abdominale.

Ce sac fibreux doublé est uni au sac externe par un *tissu cellulaire* LACHE ET ABONDANT.

3° Enfin le sac externe formé par la peau doublée de son peaussier.

Tous ces sacs herniaires, à l'exception du sac péritonéal, c'est-à-dire le sac fibreux et le sac externe, sont intimement unis au sommet de l'ombilic, en un point central que l'on appelle le *nœud de cicatrice*, unis entre eux et avec l'ouraque qui parfois persiste avec un développement considérable. Toutes ces parties, en effet, entraient à l'époque fœtale dans la constitution du cordon ombilical. Mais le péritoine ne paraît jamais *naturellement* y être adhérent. Car il ne faut pas perdre de vue que le péritoine n'entre pas dans la constitution du cordon ombilical, que l'ouraque, les veines et l'artère ombilicale qui le constituent ne sont pas compris dans la cavité du péritoine, qu'ils sont situés en dehors de cette cavité et dans un pli formé sur la face externe du péritoine, pli péritonéal que les veines, l'artère et l'ouraque abandonnent au point où ils s'engagent dans l'anneau ombilical; que là ces vaisseaux sont revêtus d'une enveloppe protectrice formée par la continuité de l'aponévrose du fascia-transversalis, de la tunique abdominale du peaussier et de la peau.

Ainsi donc, en résumé, la constitution anatomique de l'exomphale se compose de cinq enveloppes qui sont, en procédant de dehors en dedans :

<table>
<tr><td>1° Sac cutané, formé par la peau, correspond au scrotum.</td><td rowspan="2">Formant un seul sac par leur union.</td></tr>
<tr><td>2° Sac musculaire, formé par le peaussier, correspond au dartos.</td></tr>
<tr><td>3° Sac fibreux jaune, fourni par la tunique abdominale, correspond à la tunique érythroïde.</td><td rowspan="2">Intimement confondus en un seul sac fibreux.</td></tr>
<tr><td>4° Sac fibreux blanc, fourni par l'aponévrose du fascia-transversalis, correspond à la tunique fibreuse.</td></tr>
<tr><td>5° Sac péritonéal, formé par le péritoine, correspond à la gaîne vaginale.</td><td>Forme le troisième sac herniaire.</td></tr>
</table>

J'ai envoyé, en 1860, à M. Delafond, rapporteur de mon Mémoire, une pièce anatomique conservée dans l'esprit de vin, laquelle a dû être déposée au cabinet des collections de l'École d'Alfort. J'ai remis une pièce semblable à M. Bouley, inspecteur général des Écoles vétérinaires, au mois d'octobre 1873 (1). Ces deux pièces anatomiques représentent une exomphale. La peau et le peaussier seuls ont été enlevés, mais on ne peut nier leur participation. Il ne reste donc que le péritoine et les deux enveloppes fibreuses isolées de chaque côté de la ligne blanche, mais confondues ensuite pour ne former qu'un seul et même sac. Il est donc, dès lors, facile de s'assurer par l'examen de ces pièces anatomiques que l'exomphale est réellement constituée comme je l'indique dans la figure ci-contre.

Les anciens auteurs vétérinaires, par analogie sans doute, ont parlé d'exomphales *irréductibles* et d'exomphales avec

(1) J'ai remis une seconde pièce anatomique à cette même époque à M. Bouley. C'est le sac mortifié et épaissi d'une exomphale opérée par mon procédé et qui représente un corps plein, dur, fibreux, arborisé, formé de la réunion des cinq enveloppes herniaires et remplies d'un tissu de cicatrice condensé.

adhérences. On l'a répété bien des fois après eux et même dans des écrits tout récents (1), sans s'inquiéter davantage si ces deux conditions d'irréductibilité et d'adhérences pouvaient réellement se présenter. C'est donc sur ces deux points importants que je désire appeler tout d'abord l'attention bienveillante de l'honorable Société, et essayer de lui démontrer que l'irréductibilité constante, si toutefois elle existe, doit être un fait excessivement rare et exceptionnel et que les auteurs qui ont admis la possibilité des adhérences ont commis une erreur qui se révèle, d'ailleurs, d'une manière manifeste dans le récit même de leur manuel opératoire, comme je le ferai remarquer plus loin.

Y A-T-IL RÉELLEMENT DES HERNIES OMBILICALES, INTESTINALES, IRRÉDUCTIBLES?

Je ne puis affirmer que non, mais je ne le pense pas, car je n'en ai jamais rencontré, et cependant j'ai vu dans ma pratique plus de 500 exomphales. J'ai vu, en effet, plusieurs fois des omphalocèles plus ou moins difficiles à réduire, mais la guérison en a été, je crois, plus prompte et plus sûre, ce qui est facile à comprendre, l'ouverture herniaire étant plus étroite. Mais les faits résultant de ma pratique m'autorisent à regarder l'irréductibilité *comme un état accidentel, passager*, anormal, si je puis ainsi dire, de l'exomphale, résultant de son *engouement*, de son *étranglement*, comme je l'ai observé une seule fois sur le poulain de Barjot, de Forges (premier Mémoire, p. 6). C'est *l'exomphale étranglée*, comme aussi M. Éléouet en a rapporté un exemple (2) : « La tumeur était pédonculée, c'est-à-dire plus large à sa circonférence et à son sommet qu'à sa base. » Le trou ombilical devait être très-étroit; M. Éléouet n'en dit rien, c'eût été utile à savoir; mais le fait est certain. Car c'est du défaut de proportion entre la grandeur du

(1) Éléouet. *Recueil de médecine vétérinaire*, 1867.
(2) *Recueil de médecine vétérinaire*, 1867, p. 204.

trou ombilical et le volume de la hernie que résultent une difficulté plus grande dans leur réductibilité et une prédisposition plus grande à l'étranglement. Aussi, sur le poulain de M. Éléouet, la hernie s'étrangla de nouveau quinze jours après (1). Opéré par la méthode Bénard, « l'animal guérit « radicalement et ne s'est jamais ressenti de cette affec« tion. » Je le répète, dans ces cas, la guérison est plus plompte et plus sûre; cela se conçoit *a priori*, puisque l'ouverture herniaire est plus étroite et par conséquent d'une obturation plus facile. D'ailleurs, le fait rapporté par M. Éléouet vient à l'appui de mon opinion.

Les auteurs vétérinaires n'ont pas, que je sache du moins, rapporté des exemples d'exomphales *naturellement* irréductibles, c'est-à-dire constamment irréductibles sans occasionner de coliques; autrement, c'est la hernie étranglée. D'ailleurs, en supposant que cette espèce de hernie se rencontre à traiter dans la pratique, ce qui doit être excessivement rare, pour ne pas dire impossible, il ne faudrait pas songer à employer mon procédé pas plus que tout autre, encore moins la cautérisation nitrique, car la pression exercée par l'engorgement inflammatoire que détermine cette dernière serait impuissante à repousser dans l'abdomen l'intestin que la main même ne pouvait parvenir à faire rentrer par une pression vigoureuse et méthodique ; et comme cette cautérisation potentielle serait suffisante pour faire tomber la peau en eschare, il en résulterait que l'intestin serait mis à nu; et, d'ailleurs, on conçoit sans efforts ici que l'intestin, retenu forcément dans le sac après sa cautérisation, courrait grand risque d'éprouver de l'étranglement, et même de subir l'action dangereuse de l'acide azotique. Si donc une hernie semblable se présente au vétérinaire, il devra mettre tout d'abord en usage le traitement simple qui m'a si bien réussi sur le poulain à hernie étranglée de Barjot (premier Mémoire, p. 6), et, une fois la réduction tôt ou tard obtenue, mon procédé étant

(1) *Recueil de médecine vétérinaire*, 1867, p. 205 et 206.

appliqué triomphera assurément de l'infirmité, en s'opposant à une sortie nouvelle de l'intestin d'autant plus facilement que le trou ombilical sera relativement très-étroit.

Mais je crois que lorsqu'une exomphale sera irréductible sans s'accompagner de coliques, la hernie sera épiploïque et non intestinale, ou bien qu'elle sera formée par un développement anormal et persistant de l'ouraque, enfin par une espèce d'induration du cordon ombilical. Le toucher, l'auscultation démontreront infailliblement l'absence de l'intestin, et, après s'en être bien assuré, on tentera alors l'opération, comme je l'ai fait sur le poulain de Fougerot, de Villegeneret (premier Mémoire, tableau n° 30, p. 44); chez ce poulain, l'exomphale était très-difficilement réductible, et cependant elle n'occasionnait pas de coliques, mais assurément ce n'était pas l'intestin qui faisait hernie, mais soit l'épiploon, soit l'ouraque, soit l'extrémité hypertrophiée du cordon, soit un développement graisseux, puisque le taxis faisait éprouver la sensation d'un corps plein dur. Dans le courant de cette année 1873, j'ai été appelé à la ferme de Salvar, appartenant à M. Chenou de Saint-Arnaud, pour un poulain qui avait, me disait-on, une hernie ombilicale, comme ceux que j'avais déjà opérés dans ce domaine les années précédentes.

La tumeur ombilicale avait le volume d'un gros œuf de poule, elle était dure et irréductible, mais je reconnus que ce n'était point du tout une hernie, mais bien une tumeur indurée. L'oreille, en effet, ne percevait dans la partie aucun borborygme, ni aucun mouvement vermiculaire de l'intestin, qui certainement n'était point là. Je n'opérai cependant point ce poulain ; je conseillai les frictions fondantes à la pommade mercurielle double, disant que si la tumeur résistait je l'enlèverais plus tard. Mais elle disparut complétement par les frictions mercurielles; et, je dois le dire, je ne m'attendais pas à une guérison aussi prompte et aussi parfaite, car il n'est resté aucun vestige de grosseur à l'ombilic.

Mais si l'omphalocèle est intestinale et impossible à

réduire, elle s'accompagnera inévitablement de coliques, deviendra rapidement étranglée et déterminera bientôt la mort de l'animal. De l'irréductibilité à l'étranglement il n'y a qu'un instant, et de l'étranglement à la mort il n'y a qu'un pas. L'irréductibilité n'est et ne peut être un caractère constant, normal, si je puis ainsi dire, de l'omphalocèle. Dans cette circonstance désespérée, il y a urgence d'intervenir chirurgicalement et le plus tôt possible.

Après avoir abattu l'animal et l'avoir fixé sur le dos, comme je l'ai indiqué dans mon premier Mémoire (p. 31), on incise en avant le sac cutané et musculaire avec la plus grande attention de ne pas aller au delà et de ne pas blesser l'intestin; pour cela, on plisse transversalement la peau de l'exomphale en avant et l'on fait avec le bistouri courbé, sur la ligne médiane, une incision qui se trouve alors longitudinale ; on opère absolument comme lorsque l'on veut passer un séton au poitrail, puis, au moyen du même bistouri courbe, on incise tout doucement et à petits coups l'aponévrose abdominale, sur la ligne médiane, à la base de la hernie, en avant et à l'endroit même où cette aponévrose se réfléchit en s'amincissant pour, en s'unissant avec l'aponévrose blanche du fascia-transversalis, former le sac fibreux herniaire, c'est-à-dire au point A (Fig. 1); alors on introduit la sonde cannelée d'une spatule entre le feuillet pariétal du péritoine et l'incision. Il est toujours très-avantageux d'isoler et de respecter, quand c'est possible, le péritoine, car non-seulement il maintiendra l'intestin en le protégeant, mais aussi surtout il fera éviter le contact irritant de l'air et son introduction dans la cavité péritonéale. C'est alors que l'opérateur, toujours armé du bistouri et de la sonde, opérera le débridement de l'anneau en avant (afin d'éviter l'artère et la veine ombilicales) et successivement jusqu'à ce que, en pressant sur l'intestin toujours renfermé dans le feuillet pariétal du péritoine, on puisse le faire rentrer dans l'abdomen. C'est en quelque sorte un débridement sous-cutané de la hernie. Ce procédé de *herniotomie* pourrait, je crois, être avantageusement aussi employé dans l'opération de la hernie inguinale étranglée. Mais, je dois le dire, je n'ai jamais eu occasion de faire cette opération dans ma pratique (1).

Revenons à la hernie ombilicale étranglée, débridée, puis réduite. C'est alors que l'opérateur engage dans sa pince les lèvres réunies de l'incision des enveloppes cutanées et fibreuses; il engage, en outre, et du même coup entre les branches de la pince le reste du sac herniaire sur lequel il exerce une traction vigoureuse jusqu'à ce que la peau soit tendue sur les parties latérales de la région ombilicale. L'opérateur serre ensuite la pince, fait la suture, applique la plaque fenêtrée, et se conduit absolument comme dans le cas d'exomphale ordinaire. Mais, je me hâte de le dire, l'étranglement de l'omphalocèle doit être un cas très-rare, puisque sur plus de 400 exomphales que j'ai eu à traiter je ne me suis jamais vu dans la nécessité d'opérer le débridement de l'anneau; et si je me suis permis de donner le manuel opératoire de cette espèce de hernie, c'est à cause de la connaissance parfaite que j'ai de l'anatomie pathologique de cette infirmité. Mais, je le répète, l'étranglement doit être une complication exceptionnelle de la hernie ombilicale, laquelle, en effet, n'est jamais assez volumineuse pour être irréductible et le sac herniaire jamais assez allongé. L'irréductibilité, je crois, ne peut guère se remarquer que dans la hernie inguinale, car alors elle a son siége dans une cavité naturelle, la gaîne vaginale, qui est allongée, large à son front et étroite à son collet, et que ce collet ne peut s'agrandir que dans des limites très-restreintes, tandis que le fond de cette gaîne peut se distendre outre mesure sous le poids des intestins; que, d'ailleurs, le rapprochement des cuisses est encore

---

(1) Au moment où j'écrivais ce passage, il y a environ deux mois, j'ignorais que justement ce procédé a été mis avec succès en pratique par M. Verrier dans le cas de hernie inguinale.

J'ai été très-satisfait de voir dans le *Recueil* de novembre, p. 245, la relation de M. Verrier, et qui prouve que mes prévisions étaient réalisables dans la pratique (28 décembre 1873).

une condition qui, naturellement, favorise l'irréductibilité; et ce n'est guère que quand la hernie a acquis un certain volume qu'elle devient irréductible par le taxis, et qu'elle finit même par devenir comme un diverticulum de l'abdomen, dans lequel les aliments descendent pour remonter; mais, je me hâte de le dire, c'est plutôt dans l'espèce humaine que l'on observe de semblables complications à cause de la station verticale. Quant à l'exomphale, elle ne saurait acquérir dans aucun cas des proportions aussi énormes que la hernie inguinale, et ne peut devenir, comme cette dernière, naturellement irréductible. Dans l'exomphale, en effet, l'intestin, pour rentrer, n'a qu'un anneau à franchir, tandis que dans la hernie inguinale il a tout un long trajet à parcourir. D'ailleurs, quand l'omphalocèle est volumineuse, c'est que l'ouverture ombilicale est grande, et alors il est toujours possible de faire rentrer l'intestin par le taxis : c'est ce que, du reste, j'ai toujours constaté; et Bénard lui-même n'a jamais eu l'occasion d'observer d'exomphale irréductible, et je ne sache pas qu'aucun auteur vétérinaire en ait rapporté de fait. Ce n'est donc, je crois, que par analogie avec la hernie scrotale que, dans les ouvrages et observations vétérinaires traitant de l'omphalocèle, on a parlé de réductibilité et d'irréductibilité. Ainsi, chez un poulain appartenant à un sieur Merlot, dit Castaing, de Lainsecq (Yonne), qui portait l'exomphale la plus volumineuse que j'aie jamais vue ($0^{m}.33$ de tour à la base et $0^{m}.16$ de la base au sommet), une véritable éventration en un mot, eh bien! il n'y avait pas irréductibilité. Le poing fermé repoussait aisément les intestins dans l'abdomen et pouvait même passer avec eux par le trou ombilical. Cette hernie avait été rebutée par deux opérateurs; j'ai eu la hardiesse de l'opérer, et j'ai réussi d'emblée. C'est mon plus beau succès. Je rapporterai plus loin ce fait de guérison inespérée.

J'ai dit, dans le cours de ce paragraphe, que j'avais opéré rarement des hernies inguinales simples et jamais de hernie inguinale étranglée, tandis que j'ai eu à traiter près de quatre cents hernies ombilicales. C'est assez dire que ces dernières sont aussi fréquentes que les premières sont rares et que les secondes (les étranglées) sont exceptionnelles.

Cette fréquence des hernies ombilicales et la rareté des inguinales s'expliquent parfaitement par le fait de la station quadrupède, tandis que dans l'espèce humaine, à cause de la station bipède, c'est le contraire qui a lieu, les hernies inguinales sont fréquentes et les ombilicales rares. Dans les animaux, les intestins exercent plus spécialement une pression à la région ombilicale, tandis que dans l'homme cette pression porte sur les anneaux inguinaux.

Y A-T-IL RÉELLEMENT DES ADHÉSIONS VISCÉRALES DANS LE SAC HERNIAIRE ?

On sait que les auteurs de méthodes de traitement des hernies ombilicales recommandent tous de s'assurer :

1° Que la hernie est parfaitement réductible par le taxis ;

2° Qu'il n'existe pas d'adhérences viscérales dans le sac herniaire.

D'abord la réductibilité est une chose dont on ne peut faire autrement que de s'assurer ; c'est, pour ainsi dire, le premier temps de l'opération ; à moins qu'on n'emploie la cautérisation nitrique, alors c'est une précaution préalable qu'on ne doit jamais oublier ; car non-seulement l'irréductibilité, si tant est qu'elle puisse exister, rendrait la cautérisation mortelle, parce que dans ces circonstances la pression inflammatoire, si je puis ainsi dire, serait impuissante à faire rentrer l'intestin que la main elle-même ne pouvait chasser de son sac herniaire. Mais il y a plus, et je le tiens pour certain, la seule difficulté plus ou moins grande d'opérer la réduction a aussi son danger dans la cautérisation nitrique ; tandis que par ma méthode opératoire elle est, comme je l'ai déjà dit, une condition de plus de réussite. Dans tous les cas, la réduction peut être obtenue par une manipulation bien déterminée. *Mais quant aux adhérences*, je crois encore ici, comme pour l'irréductibilité, que les auteurs vétérinaires les ont aussi admises par analogie avec celles que l'on rencontre dans la hernie scrotale humaine, et je ne sache pas qu'aucun fait microscopique témoigne de la possibilité de leur existence.

MAIS DE QUELLE NATURE SONT CES ADHÉRENCES, ET ENTRE QUELS ORGANES EXISTENT-ELLES ?

Sont-elles fibreuses ou albumineuses? Existent-elles entre les deux sacs herniaires péritonéal et fibreux? Ou bien serait-ce, dans l'esprit des auteurs, une adhérence entre l'intestin et son sac herniaire, c'est-à-dire entre la séreuse intestinale et la séreuse herniaire (entre le feuillet viscéral et le feuillet pariétal de la même séreuse, le péritoine)? Telle est assurément l'opinion des auteurs qui, à cet égard, ne se sont pas expliqués d'une manière bien claire et bien catégorique ; d'ailleurs, on n'a pas, que je sache, rapporté de faits nécroscopiques à l'appui de cette opinion que je crois erronée. En médecine, en chirurgie surtout, on ne devrait rien avancer qui ne fût basé sur l'observation attentive et raisonnée des faits pathologiques; alors seulement l'opinion émise a du poids, elle acquiert une valeur pour ainsi dire indiscutable.

On conçoit les adhérences pour les hernies inguinales irréductibles et chroniques; car ici le sac péritonéal principalement a pu être irrité par le fait de violences extérieures, de tiraillements douloureux, d'engouement de la hernie, suivi de résolution, etc... Alors peut succéder à cette irritation une inflammation avec exsudation plastique, susceptible de produire des adhérences entre les parois intérieures du sac avec elles-mêmes, et aussi avec les portions intestinales constamment herniées. Mais naturellement, je le répète, dans l'omphalocèle, il ne saurait y avoir d'adhérences ; l'engouement même ne saurait les produire, puisque après une cautérisation infructueuse on obtient seulement un épaississement du sac cutané, l'induration du tissu cellulaire sous-jacent et probablement aussi l'épaississement du sac péritonéal, mais je n'ai jamais constaté d'adhérence de l'intestin. Je dois dire cependant que j'ai vu, dans le courant de l'année dernière (1872), une pouliche de trente mois qui avait été cautérisée par un empirique; l'exomphale, qui était préalablement de la grosseur d'un œuf, était devenue, sous l'influence de la cautérisation, du volume énorme de la tête d'un homme. Je fus appelé un mois environ après l'application de ce traitement *incendiaire*. La bête avait beaucoup souffert, elle avait souvent des coliques, elle était triste et ne mangeait presque plus. L'exomphale avait le volume considérable que j'ai dit, elle était dure et douloureuse au toucher, et enfin tout à fait irréductible; je me donnai bien de garde de l'opérer. Je laissai au fameux empirique toute la responsabilité de son fait. La bête mourut le lendemain. Je ne fus pas prévenu et ne pus faire l'autopsie, mais dans ce cas-ci il y avait certainement adhérence. Le propriétaire me dit qu'à l'autopsie on vit que « les boyaux étaient attachés dans le sac ». Mais ici, s'il y avait adhérence et irréductibilité, c'est un cas exceptionnel, un état accidentel, maladif, qui n'infirme en rien ce que j'ai dit, que naturellement dans les hernies ombilicales, compatibles avec l'état de santé, il n'y a pas irréductibilité ni adhérences.

Imbu des idées admises jusqu'alors, j'ai cru aussi aux adhérences, mais l'examen attentif des faits que j'aurai l'honneur de rapporter plus loin et les réflexions qu'ils m'ont suggérées m'ont amené à croire que les adhérences entre les parties herniées et le sac herniaire n'existent pas. Si on les a admises, ce n'est, je le répète, que par analogie avec les adhérences susceptibles de se produire dans la hernie inguinale, principalement dans celle de l'homme.

Ici encore, je me fortifie de la longue et lumineuse pratique de Bénard, qui n'a jamais eu à observer d'exomphale avec adhérence. Le seul cas qu'il en rapporte est dû à M. Noulard (1). Mais encore est-ce bien un cas d'exomphale avec adhérence? Voici ce qui est dit :

« M. Noulard fait faire un pli à la peau qui recouvre la « surface de la poche et l'incise dans la direction de la « longueur du corps; *il dissèque ensuite la peau, la sépare « du péritoine*, qu'il fait rentrer dans l'abdomen, puis il « fait la suture d'après le mode de Bénard. »

Comme on le voit, M. Noulard pensait qu'il n'y avait que deux sacs herniaires; il incisait du même coup la peau, le peaussier et la tunique fibreuse mixte. Et alors M. Noulard séparait le péritoine de la tunique fibreuse; mais ce n'est pas à proprement parler une adhérence puisque, comme nous l'avons reconnu, le péritoine est toujours plus ou moins adhérent au sac fibreux, à la manière du feuillet pariétal de toutes les séreuses; c'est, pour ainsi dire, un état anatomique normal. En un mot, c'est une condition de plus d'une guérison certaine par ma méthode, puisqu'il y a utilité de pincer et de *suturer* le sac péritonéal. Pourquoi alors le séparer de la tunique fibreuse comme le fait M. Noulard, puisque le pincement du péritoine, loin d'être dangereux, assure la guérison, et que sa dissection minutieuse, et d'ailleurs inutile, expose à blesser mortellement l'intestin par un brusque mouvement de l'animal?

D'ailleurs dans le cas de M. Noulard, rien ne prouve une adhérence intestinale.

Il ne le dit pas lui-même.

C'est un fait normal.

Comment d'ailleurs admettre que dans l'exomphale l'intestin puisse contracter naturellement des adhérences

---

(1) Voir *Darboval*, t. II, p. 320.

avec le sac herniaire? Ne sait-on pas en effet que l'adhérence dont il s'agit ne peut exister sans une inflammation préalable dont les produits, par leur condensation, constituent l'adhérence même? Tel est le phénomène qui se produit entre deux séreuses, ou plutôt entre les deux feuillets d'une même séreuse. Il y a de part et d'autre exsudation plastique puis adhérence consécutive. C'est aussi ce qui se produit après l'opération de la hernie ombilicale par la pince et la plaque, et c'est précisément à cette propriété morbide de facile inflammation adhésive des séreuses que mon procédé doit d'être curatif de la hernie.

Mais comment expliquer une adhérence préalable de l'intestin dans le sac herniaire, quand il n'y a pas eu d'action chirurgicale pouvant produire l'inflammation indispensable à sa formation, quand les deux feuillets de la même séreuse toujours lubrifiés, surtout dans les parties déclives, glissent facilement l'un sur l'autre, et dont les points de contact changent continuellement? Pourrait-on admettre que l'adhérence puisse se faire mécaniquement, par un rapport de contact immédiat prolongé? Évidemment non! ce serait une absurdité physiologique! D'ailleurs, qu'on le sache bien, ce n'est pas toujours la même anse intestinale qui est engagée dans l'anneau toujours largement ouvert eu égard au volume restreint de cette espèce de hernie. Les contractions péristaltiques et anti-péristaltiques, qui font éprouver à l'intestin un mouvement comme vermiculaire, démontrent que nécessairement il y a là des variations de contact incessantes.

Dans la hernie inguinale ancienne de l'homme, les mêmes portions intestinales restent continuellement dans le sac herniaire qui, comme je l'ai déjà dit, est en quelque sorte un diverticulum de l'abdomen. Les adhérences alors se peuvent concevoir, mais toujours est-il qu'elles doivent être le résultat d'une inflammation préalable.

Mais ne pourrait-on pas faire remonter cette adhérence à l'époque de la formation de la hernie, ou plutôt à l'époque de la naissance, alors que dans la partie il y a une inflammation bien limitée pourtant, et en quelque sorte physiologique, pour la cicatrisation restée incomplète de l'ombilic? S'il en était ainsi, les adhérences seraient très-fréquentes et, sur les poulains qui meurent, même sans hernie, on trouverait assurément des vestiges d'adhérences; là, encore, la nécroscopie garde le silence. On ne peut assurément dans cette circonstance admettre la production de cette adhérence, d'abord parce que l'irritation est trop bornée, et ensuite parce que l'inflammation des séreuses en général se propage par continuité de tissu et non par contact. D'ailleurs ce contact est trop variable pour permettre de supposer que l'adhérence puisse se produire ainsi.

Quant à la propagation par continuité de tissu, elle ne saurait avoir lieu, attendu que la séreuse intestinale, bien que touchant à la séreuse herniaire, en est fort éloignée par continuité de tissu. Si dans la cautérisation nitrique suivie de mort on a trouvé la séreuse intestinale enflammée, de la péritonite enfin, et des productions membraneuses qui, sans la mort, auraient pu former plus tard des adhérences, c'est la violence de l'agent qui, pénétrant à travers les enveloppes herniaires qu'il mortifie, va agir directement sur le sac péritonéal et sur l'intestin qu'il irrite violemment, qu'il détruit même, puisque les excréments ont pu passer par l'ombilic. Mais c'est là l'effet d'un moyen incendiaire unique, dont malheureusement on ne peut ni doser ni borner l'action; toute autre méthode chirurgicale ne pourrait produire de si terribles résultats. Et il est regrettable de voir écrit dans un dictionnaire tel que celui de Nysten (édition de 1855, p. 507), « que, par la cautérisation nitrique, la suite de l'eschare « formée par la peau ne produit aucun accident ». Voilà une assertion qui, en donnant aux praticiens une fausse sécurité, peut leur procurer de graves, de mortels insuccès.

Je reviens à la possibilité d'adhérences dans le sac herniaire ombilical, et je dis que l'on ne peut la concevoir que dans une seule circonstance, à la suite d'une péritonite occasionnée par la cautérisation nitrique, ou toute autre action thérapeutique ou chirurgicale violente, ou, enfin, par une péritonite non traumatique, dont l'animal se serait guéri, mais qui après elle aurait laissé çà et là, et notamment dans l'omphalocèle, des adhérences.

Dans la hernie inguinale, c'est bien différent. On conçoit les adhérences surtout dans l'espèce humaine, sans qu'au préalable il y ait eu péritonite générale; car parfois la hernie devient irréductible par son énorme volume, alors des tiraillements pénibles et même douloureux, en raison de la longueur considérable du sac herniaire, l'application incessante d'un bandage et la compression continuelle des feuillets séreux (le viscéral et le pariétal) à l'endroit du col, enfin l'engouement suivi de réduction peuvent déterminer l'inflammation des séreuses, leur épaississement et même leur adhérence, grâce à l'exsudation plastique plus ou moins considérable dont elles sont le siége; de telle manière alors que l'intestin adhère au sac péritonéal. Car, ici, il faut bien le remarquer, les portions intestinales engagées restent constamment herniées, puisque la hernie est irréductible. En effet, dans l'espèce humaine, en raison de la station verticale, la hernie inguinale est susceptible d'acquérir un volume relativement plus considérable que dans les animaux et de devenir le plus souvent irréductible et même adhérente.

On pourrait poser en principe *que les adhérences ne sont pas la cause, mais bien la conséquence de l'irréductibilité de la hernie*; celle-ci dépend plus spécialement de l'étroitesse de l'ouverture herniaire et du volume relativement plus considérable de la hernie. Je ne prétends pas dire cependant que toute hernie irréductible est accompagnée d'adhérences? Non! si elle n'a pas été mise dans les conditions qui la produisent. Quant à moi, n'ayant jamais rencontré d'exomphale irréductible, je n'ai jamais observé d'adhérences, sinon dans les circonstances accidentelles et exceptionnelles de la cautérisation nitrique.

Si parfois j'ai cru constater des adhérences dans des exomphales vierges de toute action chirurgicale ou thérapeutique, je le reconnais aujourd'hui et l'avoue franchement, je me trompais avec tous les auteurs qui les ont admises.

Qu'est-ce donc alors qui, par ressemblance, a pu faire croire aux adhérences entre l'intestin et son sac herniaire? C'est probablement un épaississement du feuillet pariétal du péritoine, à l'endroit où il s'adosse à lui-même par sa face externe pour envelopper, sans les admettre dans sa cavité, les vaisseaux ombilicaux et l'ouraque. Voilà ce que je crois avoir pris moi-même pour des adhérences. Aussi, dans ces circonstances, je n'opérais pas l'exomphale, je traitais par la méthode si longue du bandage. Mais enfin, dès 1860, voulant me rendre raison de ces membranes, sur la nature desquelles j'avais du doute, je me suis décidé à opérer par mon procédé (la pince et la plaque) les exomphales qui les présentaient; mais, néanmoins, j'ai voulu agir avec prudence, alors que par le taxis j'ai bien cru reconnaître que ce n'était pas l'intestin qui roulait sous mes doigts; mais j'aimais mieux ne pas guérir que d'avoir un accident. J'ai opéré après avoir refoulé dans l'abdomen l'intestin et les membranes comme flottants dans le sac, et que je croyais être des adhérences entre l'intestin et l'intérieur du sac herniaire péritonéal. Mais ces membranes sur la nature desquelles j'aurai à me prononcer plus loin adhéraient en effet au sac herniaire vers sa partie antérieure et souvent jusqu'au sommet de l'exomphale, à l'endroit même du nœud de cicatrice. Je détachais le plus possible, par une manipulation des doigts, ces membranes d'avec le pli des enveloppes, mais le plus souvent l'adhérence était si intime en avant que je ne pouvais pas former le pli aussi grand qu'il aurait dû l'être; c'est-à-dire que je ne pouvais engager dans ma pince le sac herniaire tout entier et jusqu'à la délimitation ovalaire du cautère, sans quoi j'aurais pincé les membranes que je redoutais de comprendre dans ma suture. Qu'est-il arrivé alors comme phénomènes consécutifs à l'opération, c'est qu'il y a eu moins de gonflement inflammatoire, surtout au-dessous de la plaque, les parois du sac se sont épaissies et la tumeur qui en est résultée était moins volumineuse et ne formait pas un corps plein, dur comme d'habitude. Néanmoins, le détachement de l'eschare, ou plutôt des sacs herniaires gonflés et mortifiés, s'est opéré vers le cinquième ou le sixième jour. Mais ce qu'il y a de remarquable, de parfaitement caractéristique et qui jette un grand jour sur les effets de ma méthode chirurgicale sur l'anatomie pathologique de l'omphalocèle et sur la nature des membranes qui, je le croyais, établissaient une adhérence entre l'intestin et le sac herniaire, c'est que cette eschare, au lieu d'être comme ordinairement un corps *plein dur*, épais, arborisé sur sa coupe et sans cavité (1), représentait une véritable *calotte* à parois fort épaisses, tout comme celle qui se détache après la cautérisation nitrique. Il est évident ici que le sac péritonéal avait échappé au pincement et à la suture, et que les phénomènes que j'ai expliqués dans premier Mémoire, page 39, n'ont pu se passer ici de la même manière au-dessous de la plaque, puisqu'il n'y avait point là de séreuse; voilà pourquoi il y a eu absence d'inflammation plastique et persistance d'une cavité. Les mêmes phénomènes se sont nécessairement produits d'une manière identique au-dessus de la plaque; il y a eu inflammation de la peau, du tissu cellulaire sous-cutané qui entoure l'ombilic et œdème dans les parties déclives. Après la chute du sac herniaire il y avait plaie et bourgeonnement du tissu cellulaire environnant. La cicatrice de la peau s'est opérée comme dans les autres cas. Mais ce que je n'ai pas obtenu, c'est l'obturation complète du trou ombilical ; il avait persisté comme la cavité du sac herniaire situé au-dessous de la plaque ; l'un et l'autre n'avaient fait que perdre de leur

---

(1) J'ai remis en octobre 1873, à M. Bouley, une pièce anatomique conservée dans l'alcool : c'est l'eschare d'un exomphale traité par ma méthode.

capacité première, car là aussi la séreuse n'avait pas éprouvé l'action chirurgicale.

Ces résultats, qu'il y a treize ans je ne pensais pas obtenir dans l'avenir, prouvent évidemment que les membranes regardées jusqu'ici comme des adhérences anormales, n'en sont pas, et que le plus souvent c'est le sac péritonéal qui s'est épaissi, surtout par sa face externe de nature celluleuse. C'est justement ce qui existait dans les circonstances que je viens de relater. Cela prouve aussi d'une manière indéniable que les explications que je donnais dans mon premier Mémoire, page 39, sont parfaitement justes, à savoir : que c'est la séreuse qui joue le rôle principal, sinon capital, dans les phénomènes d'obturation de l'ouverture ombilicale, et que la compression exercée et par la peau plus tendue après l'opération, et par le gonflement inflammatoire du tissu cellulaire ambiant, et peut-être aussi du tissu fibreux jaune qui constitue l'anneau, n'était que l'effet auxiliaire qui aidait à la guérison. Et que, en effet, comme je le disais, les phénomènes, en supposant l'absence de séreuse péritonéale, se passeraient de la manière que m'objectait M. le docteur Hervez de Chégoin. (V. premier Mémoire, p. 38.)

Néanmoins, après cette première opération, l'exomphale a persisté, mais elle était moins volumineuse et l'ouverture herniaire moins grande. Trois mois après, le trou ombilical admettait à peine le doigt. J'aurais bien désiré opérer de nouveau, mais le propriétaire voyant une grande diminution de la hernie a préféré l'application du bandage qui a complété la guérison.

Une chose qui a bien son importance et dont j'ai parlé, je crois, en traitant de l'action du bandage et à laquelle j'ai peut-être dû un succès plus prompt, c'est qu'avant d'appliquer le bandage je déterminais dans la partie un gonflement inflammatoire au moyen d'une friction légère de teinture de cantharide seule, ou associée avec un peu d'acide nitrique quand la peau du sac herniaire était plus épaisse, ou enfin j'obtenais ce gonflement par un mélange de moutarde et de vésicatoire, mais je préférais un irritant liquide en friction sur l'exomphale et même sur son pourtour. Et alors que le gonflement était bien établi, que les ampoules s'étaient crevées, j'appliquais le bandage dont le tampon était recouvert d'onguent égyptiac, de poudre d'amidon, de suie et de poudre d'alun. Ce tampon par sa pression écrasait l'engorgement, ce qui favorisait l'obturation du trou ombilical.

Depuis treize années que j'ai découvert que ces membranes comme flottantes, qu'on rencontre parfois roulantes dans le sac herniaire, ne sont point des adhérences, comme on a pu le croire, de l'intestin avec le sac herniaire, j'ai opéré hardiment en comprenant dans ma pince et dans ma suture ces plis membraneux intérieurs et je n'en ai jamais éprouvé d'insuccès ; tout au contraire, la guérison était plus prompte, plus radicale.

DERNIER PERFECTIONNEMENT APPORTÉ A MA PINCE OMBILICALE

J'ai fait voir dans mon premier Mémoire que ma pince différait essentiellement de celle de M. Bénard, non-seulement par sa forme aplatie, mais encore en ce que l'instrument étant fermé, il reste du côté de la charnière un jour de 2 à 3 millimètres qui est la moyenne de l'épaisseur des enveloppes herniaires ombilicales. Sans quoi, le pli du cul-de-sac, comprimé suffisamment du côté de la vis, aurait été broyé vers la charnière. Mais la peau de l'exomphale est si variable dans son épaisseur que très-souvent elle s'est trouvée tellement épaisse que la compression était inégale, que le pli du sac, écrasé vers la charnière, glissait encore plus ou moins facilement vers la vis; ce qui pouvait avoir des inconvénients si évidents que je n'ai pas besoin de les signaler, mais dont le principal était la possibilité du pincement de l'intestin et de sa suture vers la vis.

Plus rarement la peau était tellement fine que la compression se trouvait insuffisante vers la charnière. Enfin, dans quelques circonstances, le sac herniaire s'est trouvé d'une épaisseur telle (1 à 2 centimètres) qu'il me fut impossible d'opérer avec ma pince en compas. Mais la nécessité rend industrieux. Je fus donc nécessairement conduit à perfectionner cette pince en supprimant la charnière et la remplaçant par une vis. De cette façon, ayant une vis à chaque extrémité, on serre également, uniformément le pli de l'exomphale; l'œil saisit tout de suite le parallélisme des branches, parallélisme qui assure une compression égale dans toute l'étendue des branches de la pince. Le pli est-il plus épais à une extrémité qu'à l'autre, ce que j'ai vu plusieurs fois, surtout en avant, rien de plus simple, on rapproche moins les branches de ce côté (1). Quand autrefois cette inégalité d'épaisseur se rencontrait, j'opérais encore assez facilement avec ma pince à charnière, en ayant soin de mettre la vis du côté le plus épais. Mais, au moyen de ma pince à deux vis, on exerce pour ainsi dire à volonté une compression plus égale. Ce perfectionnement rend cet instrument d'un usage général. Et depuis treize années que je m'en sers je ne me suis jamais vu dans la nécessité d'y apporter le moindre changement. Elle est moins épaisse que ma première pince en compas, et par conséquent plus légère; elle est dépourvue d'évasement sur sa face externe, sur laquelle j'ai, de centimètre en centimètre, marqué des degrés qui guident l'opérateur pour l'exécution d'une suture tout à fait régulière. Grâce à ces degrés qui guident l'aiguille, il m'a été permis d'opérer dans le fond de granges, dans un demi-jour et quelquefois dehors, après le coucher du soleil, et alors que la nuit commençait. Je me trouve très-bien de cette pince modifiée; elle est très-simple, peu coûteuse, d'un usage commode et général; c'est, je le crois, le dernier perfectionnement dont elle soit susceptible et qui en fait un in-

(1) Pour permettre ce plus grand écartement, il faut qu'il y ait un certain jeu dans le trou non taraudé de la jumelle.

strument tout à fait nouveau. C'est une heureuse modification que je soumets à l'appréciation éclairée de l'honorable société. Cette nouvelle pince est moins coûteuse que mon ancienne pince en compas, et bien moins coûteuse aussi et moins pesante que celle de Bénard, dont la forme compliquée et rectiligne, et surtout le défaut d'écartement des branches vers la charnière, rendent son emploi plus difficile.

Lors de mon dernier voyage à Paris, en octobre 1873, j'ai vu chez M. Méricant une pince, dite *pince Marlot*, qui n'était point ma pince ; elle ne portait point de degrés sur sa face externe, puis ses deux branches étaient élargies vers le milieu. Cet élargissement, dont j'ignore les motifs, est plus nuisible qu'utile, car il gêne l'opérateur alors qu'il applique la pince ; car il faut que les doigts de la main gauche maintiennent le pli du sac tout en bouchant le trou ombilical, afin d'éviter le retour de l'intestin dans le sac avant la compression, tandis que la main droite applique la pince sur le sommet du pli, puis le fait descendre tout en comprimant les branches jusqu'à la base du pli de l'exomphale que la main gauche abandonne alors. Mais je tiens pour certain qu'une trop grande largeur des branches de la pince gêne ces manipulations et les rend plus difficiles.

J'ai aussi vu chez M. Méricant une pince qu'il m'a dit être de M. Magne ; elle est plus compliquée, et sur sa face convexe est surajoutée une nouvelle branche sur chaque branche principale. Dans son ensemble l'instrument figure une pince fenêtrée, et c'est par cette fenêtre (latérale) longitudinale que l'opérateur doit passer ses aiguilles pour opérer la suture. Mais à quoi bon cette pièce surajoutée? à gêner l'opérateur dans l'exécution même de la suture, dont les points lui sont alors dérobés. Cette pince participe de la pince Bénard et de la mienne, mais les modifications qu'on lui a fait subir n'ont assurément pas été inspirées par la pratique, car, je le répète, elles sont, comme on le comprend d'emblée, plus nuisibles qu'utiles à l'opérateur.

En chirurgie les plus heureux perfectionnements que l'on puisse apporter à des instruments sont certainement ceux qui les rendent d'un usage plus facile, plus général, tout en les simplifiant. Car les complications sont toujours un inconvénient, mais elles sont parfois nécessaires.

NOUVEAU PERFECTIONNEMENT APPORTÉ A MA PLAQUE OMBILICALE

Les angles postérieurs de ma plaque ombilicale carrée, surtout quand elle était un peu trop large, viennent parfois, lors du décubitus, toucher et blesser la face interne des cuisses; c'était donc une complication et aussi un excès de souffrance inutile qu'avait à endurer l'animal.

D'un autre côté, j'ai remarqué que dans le décubitus ordinaire l'angle postérieur et inférieur de la plaque venant à reposer sur la cuisse, il en résultait une déviation et, comme conséquence, un tiraillement douloureux sur la suture enflammée. Ce tiraillement, qui certainement offre des dangers, ne m'a cependant heureusement jamais occasionné d'accidents. Mais la prudence commandait d'éviter cet inconvénient, ne serait-ce que pour empêcher la blessure de la face interne des cuisses. C'est alors que je résolus de confectionner des plaques ovales, et, depuis, les inconvénients ci-dessus relatés ne se sont point renouvelés.

Mais la plaque ovale a encore d'autres avantages sur la plaque carrée, elle est moins exposée, sur les poulains mâles, à blesser les piliers du fourreau; ensuite, elle est moins susceptible de déformation dans aucun sens. En effet, pour empêcher le partage en deux de la plaque ombilicale carrée ordinaire, j'avais enroulé à ses deux extrémités deux tringles en fer (voir premier Mémoire, p. 28), mais cela n'empêchait pas la plaque de se plier dans le sens de sa longueur, et ses deux extrémités rentrées pouvaient blesser transversalement l'animal; d'un autre côté, la compression salutaire que la plaque a pour but d'exercer n'existait plus. La plaque, tout au contraire, formait un godet dans lequel pouvait se mouler pour ainsi dire une hernie de nouvelle formation. Il fallait donc nécessairement une plaque qui non-seulement ne soit pas susceptible de blesser les cuisses, le fourreau ou la région ombilicale, mais il fallait encore qu'elle ne soit pas susceptible de déformation. Pour cela je pris du zinc un peu plus épais, j'en fis une plaque ovale et je fis enrouler à son contour une tringle circulaire en fort fil de fer; de cette manière j'obtins une plaque solide et non susceptible de se déformer, ni latéralement, ni longitudinalement. Cet instrument, très-simple et peu coûteux, me paraît avoir acquis aussi sa dernière perfection, car, depuis treize ans, je ne me suis point vu dans l'obligation de le modifier.

J'ai oublié de dire qu'à la pince, à la plaque et aux deux aiguilles j'ai joint une alène qui est d'une grande utilité pour frayer un passage facile aux aiguilles, surtout quand le sac est épais et induré. J'ai également dans ma boîte à opération plusieurs aiguilles, car si l'opérateur venait à perdre ou à casser une aiguille il se trouverait embarrassé. Une petite lime plate est nécessaire aussi pour agrandir la fente centrale quand le nœud de cicatrice est trop gros et qu'il ne peut être introduit dans la fente de la plaque.

Application de ma méthode au traitement des hernies inguinales des jeunes poulains.

La hernie inguinale est plus rare dans les animaux que dans l'homme, à cause de la station quadrupède, de la situation et de l'étroitesse de l'anneau inguinal, de la disposition des parois inférieures de l'abdomen, obliques de haut en bas et d'arrière en avant. Enfin, à cause de la disposition des muscles et des tuniques fibreuses qui circonscrivent en avant l'anneau inguinal. Dans l'homme, au contraire, les viscères reposent continuellement, à cause de la station verticale, vers le bassin et justement sur les anneaux.

D'après ce que je viens de dire, on comprend facilement que par contre la hernie ombilicale doit être plus fréquente chez les animaux que dans l'homme, chez lequel elle est très-rare. Mais pourquoi est-elle plus fréquente dans l'espèce chevaline que dans l'espèce bovine? c'est ce que je ne puis m'expliquer positivement. Cela vient sans doute de ce que ce ne sont pas les intestins grêles qui reposent sur l'ombilic, mais bien le rumen. Cette explication me paraît plus plausible que celle qui consiste à admettre que dans les bêtes bovines la force de cicatrisation est plus grande, etc.

J'ai dans mon premier Mémoire rapporté un seul fait de guérison d'une hernie inguinale simple. On m'a présenté depuis chez le sieur Guiller, fermier à la Roussille, commune d'Entrains, un poulain ayant une hernie inguinale double, mais tellement volumineuse et à canal inguinal si grand que je n'osai l'opérer, craignant un résultat funeste. Ce poulain avait des coliques assez fréquentes. J'appliquai un bandage qui ne fut que palliatif du mal; plus tard ce poulain mourut.

Un second poulain ayant une hernie double, et dans les mêmes conditions que celui de Guiller, me fut présenté chez le duc d'Uzès, à la ferme du château d'Entrains, où j'avais opéré l'année précédente celui dont j'ai rapporté le fait de guérison dans mon premier Mémoire. J'essayai aussi sur celui-là un bandage que je confectionnai moi-même et qui est en Y et non en T, comme celui de M. Hugon. Les branches de l'Y se logeant dans chaque aine ne peuvent g er l'expulsion des urines en pressant transversalement sur le fourreau et le pénis comme le bandage en T. C'est encore là une *modification* avantageuse du bandage à hernie inguinale qui, ainsi fait, s'adapte beaucoup mieux à la région. Le fourreau se trouve logé entre les branches de l'Y.

Mais malgré l'application de ce bandage, malgré toutes mes précautions, malgré aussi toutes les modifications que je fis subir à l'appareil, il n'eut aucun heureux résultat, n'empêcha pas les coliques, fit maigrir beaucoup le poulain, qu'il entama aux flancs et à la base de la queue.

Quand ce poulain eut repris un embonpoint convenable, redoutant pour lui le sort de celui que je n'avais osé opérer chez Guiller, je résolus de l'opérer en ayant soin toutefois de prévenir le régisseur du danger possible d'une telle opération, et montrant d'un autre côté la gravité de l'infirmité qui, si l'on n'y remédiait, amènerait certainement la mort du sujet. J'avais d'ailleurs à faire à bon client, l'occasion était favorable d'autant mieux que j'avais obtenu l'année précédente un plein succès; j'en profitai donc, et, avec l'assentiment du propriétaire, dont je n'avais pas à redouter les reproches en cas d'insuccès, je fis l'opération de cette hernie double, et le poulain fut parfaitement gueri.

Enhardi par ce succès pour ainsi dire inespéré, je fis d'emblée l'opération à un autre poulain atteint aussi d'une hernie inguinale double, mais moins grave, qui me fut présenté par le sieur Fougerat, de Villegeneret, et un troisième poulain atteint d'une hernie simple fut opéré par moi à Drancy, chez le sieur Garnier. Ces animaux furent radicalement guéris; il ne restait aucune trace apparente de l'infirmité lorsqu'ils furent vendus.

FAITS DE GUÉRISON DE HERNIE INGUINALE SIMPLE ET DE HERNIE DOUBLE, OBTENUS AU MOYEN DE LA PINCE OMBILICALE.

Premier fait. — Poulain de sept mois appartenant à M. le duc d'Uzès, né de la même mère et du même père que celui que j'avais opéré l'année précédente de la même infirmité. Les deux bourses sont pendantes et aussi volumineuses que chez un cheval adulte; elles représentent deux tumeurs mollasses au toucher, facilement réductibles par le taxis et, au milieu de chacune desquelles, on sent un corps plus dur, c'est le testicule. En appliquant l'oreille sur les bourses il est permis d'apprécier les mouvements particuliers de l'intestin et de percevoir les bruits intestinaux ordinaires. En pressant sur la tumeur pour opérer la réduction on détermine un bruit de gargouillement tout particulier et, aussitôt après la réduction totalement effectuée, des borborygmes se font entendre dans l'abdomen, surtout quand on opère la réduction alors que l'animal est sur le dos. Sitôt que la pression cesse l'intestin revient facilement dans les bourses, les anneaux qui y donnent passage étant largement ouverts et admettant aisément trois doigts réunis.

L'animal fut abattu et opéré comme so père (voir premier Mémoire, p. 45), seulement, la hernie étant double, le cas était plus compliqué; il y eut deux sutures à faire, une sur chaque scrotum. Et au lieu de deux petites plaques en zinc fenêtrées, longues et étroites, je me servis de deux casseaux. J'avais tellement tendu les bourses que dans un mouvement de l'animal, alors que ses jambes étaient écartées et attachées, un commencement de déchirure s'était opéré dans le pli de l'aine, à 2 centimètres de la suture, mais sans que pour cela la guérison fût compromise. J'appliquai mon bandage en Y, puis l'animal fut relevé. Je serrai de nouveau les cordons et lui fis une saignée. Il fut ensuite soumis au régime diététique, à l'eau blanche, au sulfate de soude; tout cela dans le but évident de prévenir une inflammation trop considérable et peut-être aussi une péritonite. Mais je ne pense pas que cette dernière soit bien à craindre, car l'inflammation paraît tout à fait se localiser. En effet, l'absence de toute colique pendant le cours de la guérison n'indique-t-elle pas que le péritoine qui tapisse l'abdomen et les viscères ne subit aucunement l'influence de l'inflammation assez vive qui siége dans la région inguinale, autour de la gaîne vaginale et de l'anneau, dans le tissu cellulaire et probablement aussi dans le trajet de la gaîne? On conçoit d'ailleurs que la péritonite et le tétanos doivent être moins à craindre que dans la castration, car en définitive on n'agit ni sur le testicule ni sur le cordon.

Les bourses sont tombées, l'nne le sixième jour au soir, l'autre le septième au matin. Quatre mois après l'opération, on sentait parfaitement les deux testicules roulant dans les bourses, mais peu pendants à cause, sans doute, de leur exiguïté.

Deuxième fait. — Le sieur Fougerat de Villegenret, commune de Ciez (Nièvre), vint me chercher dans le courant de 1859, pour un poulain de sept mois, dont les *boyaux* descendaient dans les bourses depuis la naissance et occasionnaient de fréquentes coliques, pendant lesquelles l'animal se mettait et restait sur le dos. Loin de disparaître, la hernie augmentait toujours de volume. Aussi Fougerat, chez lequel j'avais déjà opéré une exomphale l'année précédente, vint-il me demander si je pourrais également guérir cette double et grave infirmité. Je fis part à mon client des deux succès que j'avais déjà obtenus, mais néanmoins je ne lui dissimulai pas que l'opération était, à mon avis, plus grave et plus dangereuse que celle de l'exomphale, et d'autant plus encore que la descente existait dans les deux bourses.

L'opération fut décidée. La hernie était moins volumineuse que celle du n° 1, et le trajet inguinal n'admettait que les deux doigts; mais la réduction était moins facile. J'opérai à la manière accoutumée et avec les précautions que j'ai déjà indiquées. Lorsque le poulain fut relevé, il se mit à téter et ne parut nullement s'inquiéter de l'opération qu'il venait de subir. Je prescrivis quelques soins, et je recommandai de venir me chercher, si quelque chose se dérangeait ou venait à inquiéter.

Le temps m'ayant manqué pour aller voir ce poulain dans la huitaine qui suivit l'opération, je ne l'ai pas revu. Mais Fougerat m'a dit qu'il n'avait plus eu de coliques, qu'il avait été complétement guéri et qu'il l'avait vendu sans qu'on se fût aperçu de rien.

Troisième fait. — Poulain de huit mois, appartenant à Isidore Garnier, de Diancy (Yonne), ayant une hernie inguinale simple du côté gauche. La tumeur scrotale a le volume du poing seulement. Après avoir fait rentrer l'intestin dans l'abdomen, je pouvais introduire deux doigts dans l'anneau. Le poulain n'avait pas eu de coliques appréciables, seulement il a presque toujours eu la diarrhée : c'est peut-être à cette dernière circonstance qu'est due l'absence de coliques. La bourse herniaire est tombée le septième jour ; la plaie était complétement cicatrisée vers le vingtième jour. Le poulain maigrit un peu pendant cette période de temps, mais sa diarrhée, qui cessa le cinquième jour après l'opération, n'a pas reparu. Ce poulain a bien guéri.

La diarrhée peut-elle être la conséquence de la hernie ? Je le crois; car bien des fois je l'ai vue disparaître chez des poulains à exomphale qui en étaient atteints depuis longtemps, et cela quelques jours après l'opération de l'omphalocèle.

Depuis ces trois cas de guérison obtenus en 1859 et 1860 et rapportés dans mon second Mémoire inédit, j'ai opéré avec le même succès chez différents propriétaires une dizaine de hernies inguinales, dont quatre simples et six doubles. Mon Mémoire étant envoyé à la Société centrale d'agriculture, et pensant qu'un jour il me reviendrait et que je le compléterais, je ne pris pas de notes. D'ailleurs, les phénomènes consécutifs à l'opération se sont passés de la même manière. La chute du sac herniaire scrotal avait presque toujours lieu le sixième jour.

Ainsi, en somme, par ma méthode chirurgicale, j'ai donc opéré et guéri six poulains affectés de hernie inguinale simple et huit atteints de hernie inguinale double.

Ces résultats, bien que peu nombreux encore, sont cependant assez significatifs et proclament incontestablement l'innocuité de ma méthode opératoire, qui peut encore ici rendre d'incontestables services. Je sais bien que l'on peut objecter qu'avec le temps et l'accroissement de volume du poulain, la hernie inguinale peut se passer; mais on ne peut contester non plus qu'elle nuise à sa santé, à son complet développement, qu'elle empêche la vente à l'âge où les producteurs se défont de leurs jeunes poulains. Enfin cette espèce de hernie, qui souvent occasionne des coliques, peut s'engouer et déterminer la mort. Et, d'ailleurs, au lieu de s'en rapporter au temps pour la guérison, n'est-il pas plus avantageux pour la profession de montrer la puissance de la chirurgie, quand surtout elle peut s'exercer sans danger?

Jusqu'ici on n'a pas, que je sache, proposé de moyen curatif des hernies inguinales, autre que le procédé par la castration. Mais par ma méthode on a l'avantage de conserver au jeune animal, parfois précieux comme étalon à venir, ses facultés génératrices.

Dans le cas de hernie double, je me sers d'un bandage. Il y a une fente sur chaque branche de l'Y; et c'est par ces fentes que l'on passe et que l'on fixe les deux bourses cousues, passées préalablement dans la fente de deux petites plaques de zinc longues et étroites.

En fixant les plis cousus des bourses dans les fentes du double coussin formant le bandage, non-seulement on fixe aussi ce dernier plus solidement, mais encore on exerce sur la région inguinale une pression salutaire qui maintient les testicules dans le trajet inguinal (où ils font l'office de bouchons obturateurs de la hernie), en attendant que l'engorgement inflammatoire qui survient dans la région, et les adhérences qui en résultent, maintiennent les testicules dans le trajet inguinal qu'ils obstruent définitivement.

Application de ma méthode au traitement des hernies inguinales chroniques réductibles des chevaux adultes.

Je n'ai pas encore eu l'occasion de l'essayer dans cette circonstance. L'agriculture de ma localité emploie plus spécialement des juments ou des chevaux hongres pour les travaux des champs. Et les quelques chevaux entiers dont on se sert sont moins exposés aux hernies inguinales que les chevaux des villes où ils traînent de lourds fardeaux, parfois sur un pavé glissant.

Je crois donc que ma méthode serait également curative de la hernie inguinale des adultes, surtout pour le cheval hongre, chez lequel la hernie est beaucoup plus rare, comme on le sait.

Mais chez le cheval entier, mon procédé offre *a priori*, certainement plus de chances de succès que les procédés employés jusqu'à ce jour, et il aurait le grand avantage de ne pas nécessiter dans son manuel l'enlèvement d'un ou des deux testicules, selon que la hernie est simple ou double, avantage d'une très-grande importance pour l'étalon, auquel la castration enlève la plus grande partie de sa valeur, et même pour le cheval entier, de travail, qu'elle déprécie en lui enlevant pour ainsi dire la source de sa valeur et de son énergie. Si donc mon procédé pouvait, comme j'en ai la conviction, réussir dans cette circonstance, son utilité serait bien plus grande encore.

Après avoir abattu et mis l'animal sur le dos, le derrière un peu relevé, les membres postérieurs écartés, tendus et attachés après une solive de hangar, le vétérinaire opérerait la réduction de la hernie, si elle était possible, car l'irréductibilité peut exister ici en raison de la grandeur et de la longueur du sac herniaire. Au moyen de la main introduite dans le rectum, on peut faciliter une réduction que le taxis seul serait impuissant à faire obtenir. L'opérateur saisissant alors le testicule, le pousserait à la suite des intestins dans le trajet même du canal inguinal, où il servirait mécaniquement de bouchon de la hernie, puis, saisissant du même coup le scrotum, le dartos, la tunique fibreuse et le feuillet pariétal de la gaîne vaginale, il en formerait un long pli qu'il engagerait entre les branches de la pince (dont la face convexe est tournée du côté de l'anneau inguinal), qu'il serrerait alors jusqu'à affrontement immédiat des parois de ces enveloppes herniaires. L'opérateur exercerait ensuite une vigoureuse traction sur ce pli qu'il engagerait de plus en plus dans la pince, et cela sans aucun danger d'engager les parties herniées; ici, plus même que dans l'omphalocèle, il y a impossibilité de pincer l'intestin, attendu que la hernie étant réduite, l'intestin est maintenu rentré dans l'abdomen par le testicule engagé dans l'anneau inguinal, et qui, d'ailleurs, le protége contre toute atteinte opératoire. Le vétérinaire fait la suture de ce long pli et place ensuite en dessus de cette suture une plaque de zinc longue et étroite que l'on fixe à la manière de la plaque ombilicale. On peut remplacer ici cette plaque par deux petits casseaux que l'on serre à leurs extrémités et que l'on fixe, en outre, aux points de suture. Et afin que le poids du testicule et des intestins ne vienne pas immédiatement presser par trop sur la suture, ce qui pourrait compromettre la guérison et même rendre l'opération funeste, on appliquera le bandage à coussin qui s'emploie pour les jeunes poulains.

Ma conviction est que l'on obtiendrait des succès, mais enfin c'est une opération à essayer.

Ce procédé serait-il plus dangereux que celui qui consiste à réduire la hernie et à opérer ensuite la castration à testicule couvert? Cette dernière opération est sanglante et très-douloureuse, et il est évident qu'elle peut entraîner à sa suite des accidents que ma méthode est impuissante, ce me semble, à déterminer. Tel aussi le pincement possible de l'intestin en plaçant le casseau au-dessus de l'épididyme. Le moyen que je propose est donc plus simple, plus facile et moins dangereux dans son exécution. D'ailleurs, il a, comme je l'ai déjà dit, l'avantage de conserver à l'animal ses facultés génératrices intactes, ce qui est parfois très-important sur des étalons de prix ou sur de beaux poulains destinés à le devenir. On sait que l'action du câbrer, qui réclame un suprême effort et s'accompagne d'une contraction musculaire générale, expose les étalons à la hernie inguinale.

Si j'ai insisté sur l'emploi de ma méthode pour les chevaux adultes et entiers atteints de hernie inguinale, c'est que je la crois curative tout aussi bien que chez les jeunes poulains où je l'ai pratiquée plusieurs fois avec succès. N'ayant dans ma clientèle pas encore eu l'occasion de l'essayer sur les chevaux d'âge, je livre les réflexions ci-dessus à la méditation de ceux de mes confrères placés dans des conditions plus avantageuses que moi à cet égard, afin qu'ils puissent essayer le moyen que je propose et juger de sa supériorité sur les autres méthodes opératoires toujours si compliquées, si sanglantes et partant si dangereuses.

HERNIE INGUINALE CHEZ LES CHEVAUX HONGRES

Les chevaux hongres peuvent cependant, quoique très-rarement, contracter la hernie inguinale. C'est dans le cas où l'anneau est plus grand, plus dilaté qu'à l'état normal, qu'il est circonscrit par des parois plus relâchées qu'il peut donner passage à l'intestin, lequel s'engage dans le trajet inguinal, naturellement plus court chez le cheval hongre, trajet que l'intestin allonge en poussant devant lui le péritoine à l'endroit de sa cicatrice de castration, pour s'en former un sac herniaire séreux qui se double des enveloppes fibreuses du dartos, et à l'extérieur d'un sac cutané formé aux dépens du scrotum. Dans cette circonstance encore, je n'ai pas eu occasion d'essayer mon procédé. Mais pourquoi ne réussirait-il pas tout aussi bien que dans l'exomphale et la hernie inguinale des jeunes poulains? Est-ce que l'engorgement inflammatoire n'amènerait pas ici les mêmes phénomènes de compression de la hernie et d'obturation du trajet herniaire? Est-ce que la séreuse vaginale étant pincée n'éprouve pas aussi cette inflammation adhésive et, pour ainsi dire, chirurgicale à laquelle nous avons démontré qu'était principalement due l'obturation solide de l'ouverture herniaire dans l'omphalocèle — alors que cette ouverture n'est qu'un collet, un anneau, tandis que dans la hernie inguinale la séreuse forme une gaîne, un trajet d'une certaine longueur? Alors les points de contact et d'union de la séreuse enflammée sont bien plus nombreux, et l'adhérence obturatrice en sera d'autant plus étendue et solide.

EMPLOI DE MA PINCE POUR LA CURE DES HERNIES VENTRALES ET DES ÉVENTRATIONS

Dans un *appendice* à l'article HERNIE du *Nouveau dictionnaire de médecine et de chirurgie vétérinaire*, à la page 374, M. Bouley traite de l'application aux hernies ventrales et aux éventrations de quelques-uns des moyens de traitement reconnus efficaces contre les exomphales. M. Bouley n'a pas parlé de l'application de mon procédé à la cure de ces accidents dont j'ai rapporté plusieurs faits de guérison dans mon second Mémoire qu'il avait entre les mains depuis une dizaine d'années. C'est bien certainement parce que le souvenir de ce manuscrit ne lui est revenu, comme il me l'a dit lui-même, que tardivement et alors que son remarquable article sur les hernies était presque terminé.

Eh bien! dans le cas de hernies ventrales et d'éventrations, tout aussi bien que pour les hernies ombilicales et inguinales, l'application de mon procédé est plus rationnelle, plus sûre et supérieure aux autres moyens; c'est ce que je vais essayer de démontrer.

Lorsque la hernie ventrale est récente, et alors qu'une inflammation est imminente, si toutefois elle n'existe déjà par suite de la lésion traumatique sous-cutanée, l'application d'un bandage en maintenant la masse intestinale rentrée, tandis que les phénomènes de cicatrisation s'opèrent, est assurément le moyen le plus simple qui se présente tout d'abord et naturellement à l'idée de l'opérateur, et même je crois, à moins qu'il n'y ait urgence, qu'il est préférable d'attendre que le gonflement inflammatoire se soit développé quelque peu avant d'appliquer le bandage qui alors comprime, écrase cet engorgement et détermine ainsi et d'une manière plus intime, plus immédiate le rapprochement des lèvres de la plaie ventrale. Mais comme la lésion existe le plus souvent sur une partie déclive où l'application du bandage est difficile à établir d'une manière fixe, il est bon de faire sur la tumeur herniaire, comme le recommande M. Bouley (*Dictionnaire*, p. 264), une application agglutinative de poix et de térébenthine, afin de coller et de rendre plus fixe la large plaque-coussin du bandage. — Mais, quoi qu'on fasse, je le déclare avec la certitude que donne l'expérience, car je l'ai essayé bien des fois, il est très-difficile dans la pluralité des cas d'appliquer avec la fixité nécessaire un bandage sur une hernie située sur les côtés de l'abdomen. Aussi je relaterai plus loin le mode opératoire que j'ai employé, qui m'a réussi et que je propose.

Que faut-il faire si le bandage n'est pas appliqué au début de l'accident, si le moyen que je conseille ou tout autre ont été négligés, si les phénomènes inflammatoires ont été impuissants à déterminer, naturellement, chirurgicalement, si je puis ainsi dire, l'obturation de la plaie herniaire et ont disparu en laissant l'intestin dans le sac cutané, intestin protégé ou non par le feuillet pariétal du péritoine, selon que ce feuillet est ou n'est pas intact. Car ici, je dois maintenant le faire remarquer, il n'y a que deux sacs herniaires, l'un cutané, l'autre péritonéal. Quand ce dernier a été déchiré, la nature, toujours si vigilante et si puissante dans ses moyens de réparation, lui a formé un sac celluleux condensé qui imite, remplace la séreuse. Eh bien !

dis-je, si la hernie ventrale a persisté, M. Bouley pense « qu'il est plus sage en règle générale de laisser vivre « les animaux avec leur infirmité » (p. 374). Mais il reconnait cependant que l'on peut guérir par les moyens employés pour l'omphalocèle, et il en rapporte des exemples. Quant à moi, je pense qu'il est encore plus avantageux, à tous égards, de remédier à l'infirmité, mais sagement, prudemment bien entendu, et quand la hernie ventrale ne présentait aucune des conditions susceptibles de nuire à la réussite de l'opération.

Les moyens par lesquels on a pu guérir la hernie ventrale et l'éventration, et que je vais discuter, sont ;

1° *Par le bandage.* — Nous en avons déjà parlé.

2° *Par le casseau.* — M. Jeannet (p. 374, *Dictionnaire*) a guéri en quinze jours une hernie ventrale du volume de la tête d'un enfant. Mais ici rien ne soutient le casseau; les intestins par leur masse plus considérable, l'ouverture herniaire étant plus grande, peuvent exercer une pression telle sur le pli de la peau maintenu par le casseau, qu'un sac herniaire nouveau peut se former par suite de l'allongement de la peau.

Il eût été bon de maintenir ce casseau solidement appliqué par des cordons faisant le tour du corps, de cette manière on obtiendrait une certaine compression salutaire. Mais si le casseau est insuffisamment serré, ne peut-il pas glisser et tomber avant d'avoir rempli son office? Si au contraire le casseau est trop serré, ne peut-il pas y avoir une mortification trop hâtive du pli de la peau, avant la cicatrisation des lèvres affrontées, et alors la sortie des intestins? Tout cela est possible. Pour éviter ces accidents, je conseille de serrer un peu moins le casseau et de le maintenir par trois brochettes en fer placées en dehors du casseau et traversant le pli cutané dans son milieu et vers les extrémités.

3° *Suture métallique enchevillée.* — M. Marty a opéré et

guéri deux hernies ventrales au moyen d'une suture métallique à points séparés; c'est une espèce de *brochettage* (*Dictionnaire*, p. 375).

M. Marty a été heureux dans ces deux circonstances; on peut dire que le hasard l'a favorisé, car si ce vétérinaire eût eu l'occasion de répéter souvent cette opération, il lui serait inévitablement arrivé des accidents en assez grande proportion, car ce procédé est téméraire.

En effet, si dans mon premier Mémoire, page 10, j'ai blâmé la suture Delavigne, si j'ai démontré combien il était dangereux de faire une suture sans l'application préalable d'une pince, sans protection pour l'intestin, suture faite pour ainsi dire au contact de cet organe si inviolable, et qui est, par ce fait, exposé à être perforé par l'aiguille au moment où elle traverse le pli mal défini du sac herniaire, qu'elle détermine de la douleur, douleur contre laquelle l'animal réagit subitement par des mouvements énergiques qui peuvent produire l'irruption rapide de l'intestin dans le sac herniaire, sous les doigts, sous l'aiguille même de l'opérateur qui, surpris, ahuri par cette secousse aussi instantanée que violente, peut enfoncer dans ce moment même et d'un seul trait son aiguille sans avoir eu consience de ce qui venait de se passer sous ses doigts, fait inaperçu pour lui, tant il a été rapide. On conçoit, d'ailleurs, que cette suture ne saurait être régulière.

Eh bien! malgré ces chances de danger, M. Marty a été heureux dans ses deux opérations. Il le doit sans doute, si ce n'est au hasard comme je l'ai dit, à ce que probablement la hernie ventrale était produite par une portion du gros intestin côlon, moins susceptible que l'intestin grêle, si glissant, si vermiculaire, de revenir dans la plaie après la réduction opérée. M. Marty, d'ailleurs, avait dans le premier cas deux aides intelligents (vétérinaires) à sa disposition, et que dans le dernier il avait affaire à une vieille jument qui sera restée paisible pendant l'opération.

Mais cette suture métallique enchevillée est-elle aussi

facile à exécuter, aussi régulière que si l'on se servait de ma pince? Évidemment non. M. Bouley, qui pressent avec juste raison combien cette suture expose à la perforation de l'intestin, pense qu'avant de l'employer il est préférable d'appliquer le bandage à la compression duquel il rapporte plus spécialement la guérison dans les deux cas rapportés par M. Marty. Mais je dois faire remarquer que, plus ici encore que pour les exomphales, le bandage, pour réussir, doit réunir deux conditions indispensables à son action : 1° une compression constante ; 2° la fixité du tampon compresseur. Eh bien! c'est là la difficulté. Dans le cas rapporté par M. Jeannet, c'est le casseau qui a servi de point fixe au bandage. Dans les deux cas rapportés par M. Marty, ce sont les brochettes qui, en maintenant le tampon d'étoupes, ont aidé à la fixation nécessaire, mais incomplétement encore, puisqu'on a été obligé pour obtenir cette fixité de serrer si étroitement la sangle « que « la pouliche chancelait et ne pouvait appuyer sur le sol « le membre postérieur gauche » (p. 375).

Le tampon d'étoupes de M. Marty a l'inconvénient d'absorber le pus et de répandre une mauvaise odeur, et peut exercer une action nuisible sur la plaie. Après dix jours, M. Marty enlève l'appareil et retire les brochettes, mais il ne dit pas à quelle époque s'opère la chute du pli cutané, du sac herniaire enfin. Si l'étreinte de ce mode de suture peut dans certains cas être insuffisante, ne pourrait-il pas en résulter que la circulation ne soit pas complétement interrompue dans le sac, lequel, après les brochettes enlevées et la pourriture du fil opérée, pourrait vivre sous forme d'appendice, comme cela m'est arrivé par le procédé de suture exécutée sur une exomphale, mais non suivie de l'application d'une plaque ombilicale?

Il faut donc que la suture, pour être curative, soit soutenue par un bandage curatif.

4° *Cautérisation nitrique.* — Essayée infructueusement en 1850 par M. Lafosse sur une jument, elle a réussi à

M. Goux en 1852 sur une hernie ventrale de la grosseur de deux poings, située dans l'hypochondre gauche d'une vache. C'est l'unique succès que l'on a rapporté.

Mais la cautérisation nitrique, si variable, si incertaine et surtout si dangereuse dans ses résultats, alors qu'elle est appliquée au traitement de l'omphalocèle, serait ici bien plus dangereuse encore alors que la hernie est très-volumineuse et la poussée de la masse intestinale d'autant plus grande que la plaie herniaire est plus large et plus étendue. La cautérisation nitrique pourrait cependant être curative, si la hernie, peu volumineuse d'ailleurs, occupait une région élevée des parois latérales de l'abdomen, parce que, dans cette condition, la rentrée de l'intestin est facile et sa poussée très-bornée ; mais, quand la hernie ventrale occupe les régions inférieures de l'abdomen ; qu'elle est volumineuse et s'effectue par une large ouverture, je maintiens que la cautérisation nitrique est très-dangereuse, attendu que la pression exercée par l'engorgement inflammatoire est impuissante à contre-balancer la poussée considérable des intestins qui alors persistent dans le sac herniaire et seraient mis à nu lors de la chute de l'eschare.

5° *Usage de ma pince pour l'exécution de la suture de la hernie ventrale.* — La hernie ventrale peut être guérie au moyen de ma pince, alors même qu'il n'y aurait pas de sac herniaire péritonéal ; car, en faisant une suture régulière à la peau, à l'endroit même de la lésion et dans le sens de la déchirure sous-cutanée, et mettant ensuite une plaque au moyen de laquelle et sur laquelle on exerce une compression, on peut obtenir la guérison. En effet, il faut envisager ici qu'il y a des parties musculaires de lésées, et que les muscles s'enflamment, se gonflent, bourgeonnent et se cicatrisent facilement; et que, comme on pourrait me l'objecter, dans la circonstance un bandage pourrait suffire à faire obtenir la guérison. Mais dans tous les cas il serait difficile à fixer et moins sûr dans ses résultats. Tandis que la suture étant faite, et la plaque chevillée une fois adaptée et fixée par des rubans faisant le tour du corps, on a ainsi un appareil fixe et solide qui ne peut abandonner la région même déclive sur laquelle il est attaché.

Dans l'éventration, on le sait, la suture est toujours assez difficile à pratiquer, au moins régulièrement, tandis qu'avec ma pince on peut toujours saisir les lèvres de la plaie, lèvres que l'on affronte exactement et sur lesquelles on tire jusqu'à ce qu'elles soient suffisamment engagées, puis on serre la vis de manière à les fixer. Alors on pratique tout à son aise une suture régulière sans crainte de léser l'intestin. On applique ensuite une longue plaque fenêtrée ou un long casseau que l'on fixe au moyen de cordons qui embrassent le corps de l'animal.

J'ai déjà eu plusieurs fois occasion de traiter des hernies ventrales et des éventrations; je me suis bien trouvé, après la rentrée des viscères et l'opération de la suture, d'une friction irritante périphérique, c'est-à-dire autour et à quelques centimètres de la suture, friction qui a pour double effet de déterminer un gonflement rapide qui aide singulièrement à l'obturation de la déchirure musculaire par le bourgeonnement du tissu cellulaire sous-cutané, et de produire aussi une révulsion extérieure salutaire qui prévient la péritonite traumatique, toujours si redoutable dans l'espèce chevaline; mais en même temps, je dois le dire, je pratique une forte saignée pour éviter la péritonite, et je soumets en outre l'animal à un régime et à un traitement convenables.

Premier fait : ÉVENTRATION (ou plutôt PLAIE PÉNÉTRANTE DE L'ABDOMEN). — Le sieur Pluot, de Mouillens, commune d'Étais (Yonne), m'envoya chercher en toute hâte pour une jument « *qui s'était défoncée* » sur un pieu en franchissant la haie de sa pâture. Le pieu avait pénétré en arrière de l'appendice xyphoïde du sternum à une assez grande profondeur dans l'abdomen, puisqu'il était ensanglanté dans une largeur de $0^{m}.20$. Une longue frange d'épiploon pendait par l'ouverture ; comme elle était congestionnée et froide, j'en fis la section à 2 centimètres de la déchirure : il ne s'écoula que quelques gouttes de sang. Je fis rentrer le reste du lambeau avec les doigts que j'introduisis très-aisément au nombre de deux, l'index et le majeur, dans l'abdomen où je crus sentir le foie et l'estomac ou la courbure du gros côlon. Je fis au moyen de ma pince la suture de la peau seulement, et appliquai ensuite une couche circulaire d'onguent vésicatoire. Saignées, émétique, diète, etc. La bête fut parfaitement guérie au bout d'une quinzaine.

Deuxième fait : Éventration incomplète. — Le sieur Colombat, de Bréau, commune de Perroy (Nièvre), vint me chercher pour une belle jument limonière de cinq ans et pleine de deux mois qui, étant à la charrette, avait versé dans le bois et s'était défoncée sur un chicot.

L'éventration était incomplète : la jument portait à la région moyenne du flanc une tumeur fluctuante du volume des deux poings au moins. Par la pression, l'intestin rentrait facilement dans l'abdomen par une ouverture verticale qui admettait aisément les cinq doigts; sitôt qu'on les retirait, l'intestin revenait sous la peau, et il était même possible de le voir rouler sous cette dernière par une petite ouverture lenticulaire, située au milieu d'une écorchure de la peau, sur le milieu de la tumeur herniaire.

La jument étant debout et entravée (car je craignais que la violence de l'abatage n'aggravât l'éventration), je fis la suture dans le sens de la déchirure, comme pour la hernie ombilicale, au moyen de ma pince, et ensuite j'adaptai la plaque dont la fente se trouvait verticale et non horizontale. Une légère friction d'alcool cantharidé fut faite autour de la plaque, puis saignée, diète, sel de Glauber, etc.

La bête fut très-bien guérie. Seulement elle mourut

neuf mois plus tard à cause de l'impossibilité du part. Le poulain était en travers, et la main introduite dans la matrice ne pouvait sentir que le milieu du dos. Cette position contre nature était due, à n'en pas douter, à l'accident antérieur. Si l'avortement eût été alors provoqué, comme je l'avais proposé au propriétaire, la jument aurait été sauvée. En effet, j'ai remarqué qu'assez souvent la position vicieuse du fœtus avait pour cause une chute antérieure de la poulinière, surtout quand la gestation est peu avancée et que le fœtus, peu volumineux, est facilement déplaçable.

Troisième fait : ÉVENTRATION. — La jument *Mignonne*, de la Ferme-École de l'Yonne, eut le flanc ouvert par une dent de herse de fer qui s'abattit sur elle. La peau et les muscles étaient déchirés; une couche aponévrotique très-mince, transparente, et le péritoine qu'elle doublait avaient été respectés. Je pris dans ma pince les bords déchiquetés de la peau. J'exerçai une légère traction, j'en fis la suture et j'enlevai ensuite les déchiquetures avec des ciseaux. Soins ordinaires. La bête guérit très-bien, et plus tard on apercevait à peine dans son flanc une cicatrice *linéaire droite*, et si étroite qu'elle était, pour ainsi dire, dérobée sous les poils.

Quatrième fait. — Claude Maubran, de Chevigny, commune d'Étais (Yonne), eut un cheval emporté à sa voiture en revenant d'une foire de Louisecq. Un homme fut tué et une jument qui se trouvait en travers de la route reçut très-violemment le timon dans la partie inférieure du flanc et fut renversée soudain. J'arrivai peu de temps après l'accident. Le timon avait glissé sous la peau avant que d'enfoncer les tuniques charnues, de manière qu'aucune partie des viscères ne sortait au dehors. Seulement il s'écoulait de la sérosité jaunâtre en si grande abondance, que les personnes présentes, pensant que c'était de l'urine, disaient « que la vessie était attaquée. »

Même traitement que dans les cas précédents, même résultat : complète guérison.

Cinquième fait : Éventration sous-cutanée (hernie ventrale). — Une jument de trois ans appartenant au sieur Grandjean, de Vauxelle, commune de Bouhy (Isère), se fit une éventration sous-cutanée sur une pièce en franchissant une haie. Il y avait hernie et la tumeur avait le volume des deux poings. — Opération comme pour l'exomphale. Il y eut un gonflement plus considérable, mais même résultat.

Dans tous les cas ci-dessus, c'est surtout à l'application de la plaque chevillée et à la compression qu'elle exerce que j'attribue le succès.

Faits nouveaux.

Sixième fait : Éventration complète. — Le sieur Boizeau, des Potiers, commune de Saint-Mâlo (Nièvre), vint me chercher pour un poulain de deux ans qui avait été défoncé au pré par un coup de corne de bœuf. « Les boyaux, me dit-il, sortent par le trou. » Je refusai tout d'abord d'aller à Saint-Mâlo, distant de plus de 20 kilomètres de chez moi, d'autant plus que je considérais l'animal comme perdu. Le propriétaire insistant, je me décidai à partir. A mon arrivée, je trouvai le poulain triste, abattu, portant sur le côté droit de l'abdomen une ouverture donnant passage à deux anses intestinales pendantes de 5 à 6 centimètres et à une longue frange d'épiploon. L'animal paraissait beaucoup souffrir ; il piétinait. L'intestin était déjà rouge. La frange épiploïque était d'un rouge foncé et même noirâtre, et froide. J'informai de nouveau le propriétaire de la gravité de la lésion.

Je coupai d'abord avec des ciseaux tout ce qui de la

frange me parut mortifié ; puis au moyen d'eau tiède je nettoyai bien la plaie, la frange et l'intestin. Je fis rentrer le tout, mais successivement par la pression de deux doigts.

Je n'abattis pas l'animal ; je me contentai de l'entraver des membres postérieurs et de lui mettre le tord-nez.

Alors, sans m'occuper de la plaie musculaire qui n'était pas très-grande, je pris les bords de la déchirure de la peau dans ma pince et je fis la suture. N'ayant point de plaque, je ne mis même point de casseau ; je me contentai de faire une bonne friction circulaire autour de la suture, puis j'appliquai sur la partie un fort tampon d'étoupes que je maintins par un essuie-mains neuf, que je fixai en manière de sangle et que je recommandai de laisser au moins trente-six heures ; je fis à l'animal une forte saignée ; je commandai la diète, fis donner l'émétique en lavage, le sulfate de soude dans les boissons... Je ne revis pas mon opéré à cause de la distance. Mais il guérit complétement et fut vendu plus tard pour faire un étalon.

Je me rappelle avoir vu, en 1851, avec mon cousin Benjamin Delafond, vétérinaire retiré à Saint-Amand, une jument pour laquelle on était venu le chercher sur la commune de Dampierre et qui avait éprouvé le même accident. Plusieurs anses intestinales étaient sorties ainsi que des franges épiploïques. M. Delafond ne voulut pas faire l'opération jugeant le cas mortel.

Septième fait : HERNIE VENTRALE. — Dans le courant de cette année (1873), à la ferme des Cottez, chez M. Thomas, un bœuf défonce le même jour, et dans le même moment, trois juments. Une reçoit un coup de corne dans la cuisse, l'autre en arrière de l'épaule où il fait une longue et large plaie et, enfin, la troisième, celle qui doit nous occuper, reçoit le coup de corne dans l'abdomen : la peau résiste, mais les parois abdominales sont déchirées et une hernie ventrale de la grosseur de la tête d'un enfant se manifeste dans la région inférieure du flanc. La jument est vive, mais néanmoins je résolus de ne point l'abattre. Je la soumets aux inhalations d'éther sulfurique, puis, les membres postérieurs étant entravés, je saisis la peau de la tumeur herniaire, je la plisse dans le sens de la déchirure herniaire, j'introduis le pli dans ma pince qu'il remplit, et je fais la suture; j'applique une forte plaque en zinc que je fixe avec des cordons. La chute du pli cutané, sous forme de calotte, s'opère vers le huitième jour ; la plaie est nettoyée souvent et pansée avec la teinture d'aloès et le vin miellé et aluné : au bout d'un mois la guérison était parfaite.

Huitième fait : HERNIE VENTRALE. — Le sieur Saugot, de Châtres, commune d'Entaim, me fit voir une pouliche de dix-huit mois qui avait une grosseur fluctuante dans le flanc droit, occasionnée par un coup de corne reçu il y avait plus d'un mois. Le propriétaire me dit qu'il avait été plusieurs fois tenté de donner un coup de flamme dans cette grosseur *douillette*, pensant qu'elle renfermait de la matière (du pus). Il s'estima très-heureux de ne pas avoir fait cette opération quand je lui annonçai que c'était une hernie. — J'opérai absolument de la même manière que le n° 7. — Seulement, comme les phénomènes inflammatoires avaient disparu, je fis une friction irritante sur la tumeur.

Neuvième fait : OUVERTURE DU VENTRE PAR UNE FAUX ET LÉSION DE L'INTESTIN. — Le sieur Berger, de Forges, ayant laissé sa faux sur le derrière d'une voiture d'herbe dans un champ où sa jument et son poulain pâturaient, s'aperçut que sa jument avait une large plaie sur le côté droit, mais l'abdomen n'était ouvert que dans une longueur de 5 centimètres environ, et à l'entrée de l'ouverture se présentait l'intestin ayant lui-même une incision de 4 centimètres dans le sens de sa longueur. A mon arrivée, les deux ouvertures de l'abdomen et de l'intestin n'étaient plus en rapport, mais, au moyen de l'index introduit par l'ouverture abdominale, j'eus bientot rétabli ce rapport. Un peu d'excréments sortit par les lèvres de la plaie intestinale, lèvres que je tirai en dehors et, après les avoir bien essuyées, je les affrontai en ayant soin de faire un surjet en dedans, c'est-à-dire que je rentrai chaque lèvre en dedans d'elle-même afin d'affronter ces lèvres par leur face séreuse au lieu de leur face muqueuse. Je trouvai mes aiguilles courbes ordinaires trop grosses. Je me servis d'une seule aiguille de ménage, un peu grosse et enfilée de fort fil ciré, et je fis la suture à points passés. La suture terminée, je ne coupai pas le fil, je le laissai en long bout flottant en dehors ; je repoussai dans l'abdomen l'intestin ainsi cousu. Pendant cette première opération, la bête ne fit aucun mouvement, elle ne parut pas en souffrir beaucoup. Ceci fait, je rapprochai les lèvres cutanées de la plaie et j'en fis la suture avec ma pince, mais la bête fut plus sensible à cette seconde suture ; il fallut le tord-nez énergiquement serré. Je fixai ensuite le pli cousu dans une longue et forte plaque de zinc au moyen de trois brochettes; j'attachai les quatre cordons de la plaque afin de mieux la fixer et d'exercer une compression sur l'ouverture herniaire. Au bout de huit jours la plaque se détacha en laissant à sa place une plaie allongée, rouge, bourgeonneuse, et dans son milieu le fil de la suture intestinale, qu'il me fut facile de retirer par une lente et douce traction. C'était la première fois de ma vie que j'avais affaire à une éventration avec lésion de l'intestin. Je n'ai jamais eu que ce seul fait à observer. Je croyais bien le cas mortel, mais la bête, saignée et traitée, fut complétement guérie sans même qu'elle eût présenté des symptômes de péritonite.

Les ouvertures de l'intestin ne seraient donc pas aussi graves qu'on le supposait. Ainsi, dans *la Clinique*, année 1864, page 568, M. Beury rapporte un cas de hernie ombilicale suivie d'un anus artificiel chez une jument, dont il avait conseillé l'abatage et qui guérit.

Je rapporterai moi-même un fait analogue.

Voici ce fait :

Le sieur Lenoir, de la commune d'Étais (Yonne), avait une bonne pouliche de deux ans que je lui avais opérée et guérie d'une exomphale l'année d'avant. Cette pouliche est prise de la gourme; un abcès considérable se forme à l'ombilic même. On vint me chercher. Je ponctionne avec la pointe limitée du bistouri et il s'écoule 1 litre environ de pus infecte. La plaie ne s'est pas complétement cicatrisée. L'animal avait repris son état d'embonpoint et sa gaîté, quand plusieurs mois après on s'aperçut qu'il sortait des excréments par l'ombilic.

L'animal ne paraissait pas souffrir. Le propriétaire attendit une quinzaine de jours; alors, profitant d'une occasion, il le vendit.

Je ne l'ai donc pas vu avec son anus ombilical. Mais ce cas n'est-il pas une preuve qu'une lésion de l'intestin n'est pas aussi prochainement mortelle qu'on pourrait croire et qu'elle soit compatible avec l'apparence de la santé ?

Je trouve ce cas très-singulier.

Je n'ai pas eu de nouvelle de cette bête depuis sa vente.

Application possible de ma méthode de traitement aux hernies ombilicales et inguinales dans l'espèce humaine.

Jusqu'à ce jour, les médecins n'ont pas, que je sache, de moyen certain et point dangereux de guérir la hernie inguinale. Il n'y a que des moyens palliatifs ou des procédés sanglants, dangereux dans leur manuel comme dans leurs conséquences. Je me demande donc si ma méthode ne pourrait pas être appliquée au traitement des hernies ombilicale, crurale et même inguinale de l'homme; je le crois certainement. Et, d'ailleurs, pourquoi n'aurait-elle pas les mêmes résultats que sur les animaux? — Est-ce que chez eux les phénomènes physiologiques et morbides ne sont pas les mêmes? Est-ce que dans l'homme le péritoine est bien plus sensible que dans l'espèce chevaline, par exemple? Est-ce que, d'ailleurs, dans les procédés mis assez rarement en usage, il est vrai, par les médecins, le péritoine n'est pas plus intéressé que dans l'emploi de ma méthode? Est-ce que dans l'homme, cet être le plus souvent raisonnable, intelligent, l'usage du lit, le repos absolu, la position sur le dos, le bassin un peu plus relevé que le thorax, ne sont pas autant de conditions de réussite de plus que dans les animaux chez lesquels la station quadrupède, les mouvements désordonnés, les efforts inopportuns, etc., etc..., sont autant de conditions défavorables au succès?

Je sais bien que l'on peut dire, comme me l'a aussi objecté mon savant maître M. H. Bouley, inspecteur général des Écoles vétérinaires, — je sais bien, dis-je, que l'on peut objecter que, chez l'homme, la peau est trop mince, trop fine et délicate. Mais je ne crois pas cette objection tout à fait fondée, car le scrotum ne manquerait pas de s'épaissir sous l'influence de l'action chirurgicale. Quant à l'omphalocèle, il est si rare dans l'homme, on peut le pallier si facilement par un bandage, que point n'est besoin de recourir à une opération et d'en accepter les risques. Mais, dans les hernies inguinales des enfants, on pourrait, je crois, essayer sans danger la suture des bourses combinée avec la compression.

L'application des topiques irritants, de sinapismes sur la région de l'aîne et sur le scrotum dans le cas de hernie inguinale chez un enfant, pourrait, je crois, être avantageuse. Ainsi, l'observation suivante, et dont moi-même je suis l'objet, semble justifier cette idée.

Depuis ma naissance jusqu'à l'âge de douze ans, j'ai été affecté d'une hernie inguinale du côté droit. J'ai porté un bandage jusqu'à treize ans. J'étais très-vif, je grimpais sur les arbres malgré la défense de mes parents; alors le bandage se déplaçait et l'intestin descendait dans la bourse droite. Je m'empressais, non sans peine, de le faire rentrer par une pression méthodique dont j'avais acquis l'habitude.

Vers ma douzième année, un énorme furoncle, survenu par suite sans doute du frottement du bandage, me vint justement à l'endroit du trajet inguinal dans l'aine droite. Le bandage, trop douloureux, devint impossible. On me fit garder le lit; le testicule se trouvait maintenu, par suite du gonflement inflammatoire, à l'entrée du canal inguinal. On me mit au régime du bouillon et des rafraîchissants. Plus tard, le bandage fut réappliqué, je le portai encore pendant un an, l'intestin n'étant plus de nouveau descendu. Je cessai tout à fait l'emploi du bandage vers l'âge de treize ans, et je ne l'ai jamais repris depuis.

Lorsque, en 1847, je suis entré à l'Ecole d'Alfort, je craignais que l'exercice de la forge me fût contraire. J'avais l'intention, par mesure de précaution, de reprendre le bandage. J'allai consulter, à Paris, mon honorable compatriote, M. Hervez de Chégoin, membre de l'Académie de médecine, qui, peut-être, se le rappelle encore, et qui, après m'avoir visité, déclara qu'il n'y avait aucun danger.

En effet, depuis, ni à Alfort, ni dans l'exercice pénible de ma profession, où les abatages et les accouchements exigent de si grands efforts de la part de l'opérateur, eh bien! dis-je, jamais je n'ai éprouvé d'accidents dans la région inguinale droite.

Or, l'application d'un sinapisme ou autre irritant, la suture suivie de la compression par une petite plaque fenêtrée, en argent, ne pourraient-elles pas produire le même effet chirurgical que ce furoncle a heureusement produit?

J'ai oublié aussi, en parlant des nouveaux faits de guérison d'exomphales, de dire que cette année (25 septembre), j'ai encore opéré en présence de M. Hervey de Chégoin, un exomphale assez volumineux, sur une bête de deux ans, exomphale qui avait résisté au bandage que lui avait mis autrefois son propriétaire, pendant cinq ou six mois, et qui avait rendu la bête maigre et chétive.

M. Hervey a pu se convaincre une seconde fois de la

rapidité et de la sûreté de l'opération, et aussi de son efficacité : — car, au bout de douze jours, la bête était complétement guérie.

Aujourd'hui, 26 décembre, je viens d'apprendre que dans mon voisinage, chez le sieur Boutrin des Gaillots, commune de Perroy (Nièvre), un poulain est mort à la suite de l'opération par le fameux empirique Billebault, de Donzy, d'une omphalocèle, au moyen du casseau. — Le cinquième jour, le casseau est tombé et les intestins sont sortis.

RÉFLEXIONS SUR LES ANCIENS PROCÉDÉS ET SUR LES NOUVEAUX PROPOSÉS POUR LE TRAITEMENT DES EXOMPHALES

1° *Bandage*. — J'ai déjà relaté dans mon premier Mémoire et dans le cours de celui-ci ses inconvénients et son utilité. Mais le vétérinaire qui n'a que ce moyen à sa disposition est bientôt dépossédé, et par les empiriques, et par les propriétaires, qui font faire un bandage semblable qu'ils appliquent eux-mêmes, et sans recourir au vétérinaire. Et quand les propriétaires s'adressent à ce dernier, c'est qu'ils ont la conviction qu'il possède un moyen supérieur à ceux dont ils peuvent disposer.

2° *Ligature. — Suture simple de Delavigne. — Suture avec la pince Bénard. — Plaque Maugat. — Casseau. — Presse procédé Maugat-Hamon. — Procédé Maugat-Mignon.* — Je ne m'étendrai pas d'une manière spéciale sur chacun de ces procédés, dont j'ai déjà démontré, soit les inconvénients, soit l'insuffisance. On conçoit facilement que la ligature, la suture Delavigne sont des procédés irrationnels, dangereux ; que la suture Bénard et le casseau sont souvent insuffisants, que la suture par la plaque Maugat est plus difficile à pratiquer qu'avec l'aide d'une pince qui tient les parois du sac fixes et solidement affrontées. Pendant la suture par la plaque Maugat, le pli du sac peut s'arracher de la fente centrale avant l'achèvement de cette même suture, alors que l'animal se livre à des mouvements brusques et violents.

Et puis ici, il faut le remarquer, la suture est plus douloureuse que par la pince, car la compression de la pince une fois exercée, l'animal ne paraît plus sensible à la piqûre des aiguilles.

Mais on voit, à la lecture de ces procédés, dans le Dictionnaire de MM. Bouley et Reynal, que leurs auteurs reconnaissent implicitement leur insuffisance et cherchent à y remédier. M. Mégnin lui-même, qui s'est ingénié à perfectionner le procédé Maugat-Hamon, exprime ainsi ses idées sur ces diverses méthodes de traitement (page 331): « Ni l'étreinte circulaire, ni le casseau, ni la suture seule « ne constituent pour l'exomphale des moyens parfaits de « compression. Mais, s'il était possible de fondre tous ces « modes de compression en un seul; ou, plus exactement, « s'il était possible de joindre à la suture et aux casseaux « la plaque imaginée par Maugat, sur laquelle vient se « disperser et s'atténuer l'effort intestinal, n'aurait-on « pas là une méthode curative préférable à toute autre? »

Eh bien! c'est ce problème qu'avait cherché à résoudre M. Hamon, que M. Mégnin a reconnu et formulé, auquel il a donné une solution théorique, c'est ce problème, dis-je, que je crois avoir résolu. Car toutes ces conditions se trouvent réunies dans mon procédé : 1° facilité, régularité et innocuité de la suture, rendue moins douloureuse; 2° compression par la plaque dans la fente de laquelle le pli cousu se trouve solidement fixé par les quatre petites chevilles : deux transversales aux extrémités de la suture, et deux longitudinales dans le milieu.

Et, par des chemins détournés, M. Mégnin arrive au même but. Mais son procédé est plus compliqué que le mien, moins facile dans son exécution, et beaucoup moins expéditif.

Ainsi je puis donc dire que mon procédé est le résumé, la perfection de tous les autres, et son application est aussi simple, aussi expéditive que les procédés les plus élémentaires, la ligature ou le casseau. Ensuite mes instruments sont peu coûteux et tout à fait pratiques; avec ma pince de 10 francs et dix plaques ombilicales de 50 centimes, à fentes centrales de différentes dimensions, je puis opérer tous les exomphales qui se présentent. Car, aussitôt les plaques détachées, sur ma recommandation, on me les rapporte, et il est bien rare que j'aie plus de trois ou quatre exomphales en traitement dans le même moment. Ainsi le prix total des instruments est donc de 15 francs. Et puis, les empiriques, toujours à la piste de nos opérations, ne peuvent pas s'emparer de mon procédé, car ils ne connaissent pas la configuration de mon instrument principal : ma pince, ni le manuel de l'opération, qui a besoin d'être expliqué. L'emploi du bandage est infiniment plus coûteux. Autrefois que je m'en servais, quand un bandage avait été porté par deux ou trois poulains, il était hors de service. Cela se conçoit : l'humidité des écuries, des litières, des fumiers a bientôt pourri les cuirs et les sangles.

3° *Cautérisation nitrique.* — Je persiste à croire que c'est un procédé incertain, dangereux. Depuis une douzaine d'années, j'ai eu connaissance d'un assez grand nombre d'accidents arrivés dans mon voisinage, soit à des empiriques qui se sont emparés de ce moyen, soit même à des vétérinaires.

J'ai vu, dernièrement encore, un exomphale que portait une belle pouliche de deux ans, que l'on m'avait appelé à traiter. La tumeur avait le volume de la tête d'un enfant, les poils étaient tombés, la peau même était écorchée ; la hernie était irréductible, douloureuse; la bête était triste. Je reconnus et l'on fut obligé de m'avouer qu'il y avait eu cautérisation à l'acide nitrique, « que l'empirique Moreau l'avait graissée. » Je me donnai bien de garde d'opérer cette bête, qui mourut deux jours après. — Je connais actuellement trois poulains ou pouliches qui ont été traités cette année sans succès par l'acide azotique.

Mon ancien maître, M. Goubaux, m'a affirmé, en octobre dernier, que son ami M. Legoff réussissait bien par la cautérisation nitrique, mais qu'il prenait de grandes précautions — qu'il mouillait les cuisses et les boulets, graissait le bout de la verge chez les poulains et qu'il mettait à l'opéré, ou plutôt au traité, un collier à chapelet. Enfin, qu'il avait une provision de plaques ombilicales. Quoi qu'il en soit, je n'oserais plus, aujourd'hui, employer cette cautérisation, qui, d'ailleurs, n'est pas à proprement parler une opération, un procédé chirurgical, mais bien un moyen thérapeutique dont les empiriques et même certains propriétaires se sont emparés; *avec deux sous d'eau-forte ils graissent et guérissent un poulain sans l'intervention du vétérinaire.*

Et ce procédé est tellement bizarre, et sans règles fixes, que, dans un village, je l'ai vu échouer entre les mains d'un vétérinaire, tandis qu'un propriétaire voisin, « *avec quelques sous d'eau-forte,* » disait-il, avait bien guéri le sien.

On n'a donc pas encore, que je sache, donné jusqu'à ce jour des règles fixes à la cautérisation nitrique, ni une explication satisfaisante de l'action si incertaine, si variable de l'acide nitrique dans le traitement des hernies. Eh bien! n'est-ce pas aussi en déterminant l'inflammation du sac herniaire péritonéal, inflammation s'accompagnant de produits plastiques fibrino-albumineux, tellement abondants que la cavité du sac herniaire s'en trouve remplie, et qu'ainsi l'intestin en est chassé. L'engorgement périphérique a aussi contribué par sa pression à la rentrée de l'intestin. Mais, pour cela, il faut que la rentrée de l'intestin soit facile. La difficulté de la réduction serait ici un danger, tandis que c'est un avantage dans mon procédé, comme je l'ai déjà expliqué. De 1849 à 1855, j'ai étudié très-minutieusement les effets de la cautérisation nitrique, d'autant plus que je les redoutais, et je puis dire que cet agent *sera curable* quand son action sera *justement* suffisante pour déterminer la mortification et la chute du sac herniaire cutané, l'inflammation, l'infiltration et le bourgeonnement du tissu cellulaire sous-cutané et inter-membraneux; puis et surtout l'inflammation très-plastique du sac péritonéal. Mais c'est ce degré d'action qu'il est impossible de mesurer.

Cependant l'anatomie vraie de l'exomphale, anatomie que j'ai découverte, explique et justifie même, comme le dit M. Bouley, les audaces de la cautérisation nitrique.

En effet, par la cautérisation nitrique faite dans de justes limites, l'eschare en forme de calotte et quelquefois de plaque, à parois épaisses, et non, comme par mon procédé, en forme de tumeur, ne paraît formée que par la peau moyennement épaissie. La plaie qui en résulte est en forme de tumeur, qui s'est pour ainsi dire moulée sur la calotte cutanée et ayant à peu près le même volume qu'avait la hernie avant sa cautérisation, n'est que le sac péritonéal rempli de lymphe plastique, et doublé des tuniques fibreuses et surtout de la tunique musculeuse recouverte extérieurement d'un tissu cellulaire bourgeonné. Il y a ensuite résorption de la lymphe plastique et rétraction des bourgeons charnus. Cette double action opère l'obturation de l'anneau ombilical.

Il y a donc, comme on le voit, une différence essentielle que j'étais bien aise d'établir, entre la manière curative de mon procédé et celle plus complexe de la cautérisation nitrique. Ainsi, par mon procédé, toutes les enveloppes herniaires tombent mortifiées sous forme d'une tumeur pleine, dure. La plaie est pour ainsi dire plane, mais bourgeonneuse aussi.

Par la cautérisation nitrique, l'eschare est limitée à la peau épaissie et en forme de calotte ou de plaque. La plaie est en forme de tumeur, qui s'affaisse successivement, s'aplatit et se cicatrise.

CAUTÉRISATION PAR LE CHROMATE NEUTRE DE POTASSE

Procédé de M. Fabre.

C'est un agent caustique substitué à un autre. Mais il paraît supérieur à l'acide nitrique.

Mais, ici encore, absence de règles fixes, grandes précautions pour éviter, pour le pénis et les membres, le contact de l'agent destructeur. Il faut un tablier sous le ventre, un collier pour éviter que le poulain lèche la pommade escharotique. Enfin, engorgements considérables et souffrances assez grandes.

L'avantage incontestable de ce procédé sur la cautérisation nitrique, c'est que l'escharification s'arrête au tissu cellulaire sous-cutané, que l'eschare se détache lentement, et enfin qu'il n'expose pas aux accidents de péritonites ou d'éventrations mortelles.

Cet agent aurait donc la supériorité sur tous les autres agents caustiques, comme mon procédé opératoire a la supériorité parmi les méthodes chirurgicales. Je me propose d'employer cet agent caustique à la première occasion.

USAGES DIVERS DE MA PINCE OMBILICALE

Ma pince m'a servi plusieurs fois pour la castration par torsion, en ayant soin de mettre le cordon testiculaire, le plus près possible de la vis de pression. Cette pince ne quitte pas ma voiture, je m'en sers journellement comme serre-nez fort commode sur les animaux difficiles. Je m'en sers très-souvent aussi, pour l'opération de tumeurs squirrheuses qui se remarquent surtout sur les bêtes bovines. Après avoir disséqué la tumeur, je prends son pédoncule, et le comprime fortement dans ma pince, dans laquelle il s'étale; je fais tranquillement la ligature des vaisseaux, puis j'enlève le squirrhe avec le bistouri, et enfin, avant d'enlever ma pince, je passe le cautère chauffé à blanc sur l'extrémité du pédoncule. J'évite ainsi des hémorrhagies toujours ennuyeuses dans une opération.

Faits de guérison.

Dans le second Mémoire inédit, que M. Bouley a eu pendant une dizaine d'années entre les mains, et dont celui-ci n'est que la reproduction quelque peu modifiée et plus étendue, je rapportais quatre-vingt-quatorze faits de guérison dont un suivi de tétanos mortel.

Je ne transcrirai pas tous ces faits, qui sont identiques. Je ne rapporterai pas non plus en détail les trois cent cinquante cas nouveaux que j'ai eu à traiter depuis 1860, ni même les faits de guérison obtenus par les confrères que j'ai initiés à ma méthode de traitement, et dont plusieurs m'ont spontanément remercié en m'annonçant des succès et en m'assurant que les phénomènes consécutifs se passaient bien tels que je l'avais publié.

Je me bornerai donc à dire quelques mots sur l'ensemble de ces guérisons, à exposer les réflexions qu'elles m'ont suggérées, et à ne rapporter que les cas les plus remarquables et les plus intéressants. Mais je rapporterai aussi et surtout les quelques cas rares où j'ai été moins heureux. Car, comme l'a dit M. Reynal, « les erreurs en médecine, les insuccès en chirurgie, étant publiés, servent presque autant les progrès de la science que les succès eux-mêmes, parce qu'ils invitent tout naturellement l'observateur à en rechercher les causes afin de les éviter dans l'avenir.

Chute du sac herniaire. — Évidemment, je comprends sous cette dénomination la réunion des cinq enveloppes herniaires. Dans mon premier Mémoire de 1859 (p. 44), je rapportais que, sur trente et un cas de guérison, la chute du sac a eu lieu :

Le cinquième jour, sur	....	2
Le sixième —	....	24
Le septième —	....	3
Et le huitième —	....	2

On voit donc que les deux extrêmes étaient 5 et 8 et que la moyenne était 6. Eh bien! dans les cas rapportés dans mon second Mémoire inédit de 1860, et dans ceux observés depuis, la chute du sac s'est, pour ainsi dire, faite régulièrement après cinq fois vingt-quatre heures, c'est-à-dire le cinquième jour au soir ou le sixième jour au matin, selon que j'avais opéré le matin ou le soir. C'est d'une précision ou plutôt d'une régularité toute mathématique, et qui, assurément, ne tient pas à l'uniformité d'épaisseur du sac herniaire qui, au contraire, était très-variable. Je dois dire cependant que la chute du sac s'est effectuée quelquefois le sixième jour : c'est quand la peau du sac, ou pour mieux dire quand les enveloppes herniaires étaient plus épaisses et que, pour les comprendre, j'étais obligé de me servir de nos anciennes plaques dont la fente centrale est plus large, car j'ai reconnu qu'il était préférable que le pli du sac herniaire soit à l'aise dans la fente et non comprimé.

Dans les deux premiers cas opérés par M. Philippe Heu, un des initiés à ma méthode, la chute du sac a eu lieu le huitième et le dixième jour. Mais la peau était très-épaisse, et M. Heu l'a fait entrer à frottement et à peine dans la fente de la plaque.

Eh bien! j'ai, depuis 1860, opéré bien des exomphales à enveloppes très-variables en épaisseur, tantôt minces, tantôt très-épaisses, et pourtant la chute est arrivée régulièrement le cinquième jour, quelquefois le sixième, une seule fois elle s'est effectuée le quatrième jour, dans un cas exceptionnel que je rapporterai plus loin.

A quoi attribuer cette régularité, que je n'obtenais pas autrefois? C'est, je le crois, d'une part, aux cannelures faites à ma pince et qui facilitent l'exécution d'une suture régulière; d'autre part, à ce que la fente centrale de ma plaque, un peu moins large qu'autrefois, est uniforme sous le rapport seul de sa largeur, mais non sous celui de sa longueur. Quand la peau est mince, elle se trouve, il est vrai, plus à l'aise et nullement comprimée, mais, par suite du gonflement inflammatoire rapide, la fente se trouve bientôt remplie, et l'étranglement commence ensuite. Si, au contraire, la peau est épaisse, étant introduite dans une fente de même largeur, elle la remplira sans cependant être comprimée; alors l'étranglement commencera plus tôt, de manière que la mortification terminale aura lieu dans le même temps.

Si, dans les deux cas rapportés par M. Heu (1), la chute du sac a eu lieu le huitième et le dixième jour, c'est sans doute parce que, comme il le rapporte, la peau du sac était, dans les deux cas, très-épaisse, que la fente de ses plaques n'était pas assez large. Il n'y a aucun danger, aucun inconvénient même à ce que le pli du sac soit à l'aise dans la fente; mais M. Heu a dû, comme il le dit, faire entrer ce pli épais à frottement et sans doute avec peine dans la fente de la plaque, de manière que ce pli était comprimé, pour ainsi dire, comme dans une presse ou dans un casseau. — Aussi la chute a eu lieu dans le même temps à peu près que par ma presse, qui procure, en moyenne, la chute du sac le dixième jour (voir premier Mémoire, p. 24).

Dans celui que j'ai opéré chez Christophe Foin (Voir premier Mémoire, p. 43, n° 6 du tableau), le sac n'est tombé que le huitième jour ; mais, je dois le dire, le trou ombilical était tellement grand que je me suis servi d'une plaque à fente très-large. Chez le poulain n° 18 (même tableau), la chute a eu lieu le huitième jour aussi; la peau était certainement plus épaisse que chez les sujets opérés par M. Heu, j'ai été même obligé de me servir de la plaque à ouverture variable, serrée jusqu'à ce que ses jumelles viennent toucher, au-dessus de la suture, le pli du sac sans le comprimer, ainsi que je l'ai recommandé dans mon premier Mémoire, p. 33. J'avais déjà pressenti qu'il ne devait pas y avoir compression.

La régularité de la chute du sac vient, je le crois, de l'uniformité de la largeur de ma plaque actuelle, et si le pli cutané entre trop à frottement, il tombera plus tard. Cela semble, de premier abord, paradoxal, mais c'est cependant la vérité.

En effet, dans cette circonstance, la plaque fait, en

(1) Voir *Clinique*, 1863, p. 533.

quelque sorte, par sa pression, office de casseau; si cette pression est moins forte que celle du casseau, elle s'exerce sur une surface linéaire plus limitée qui augmente sa puissance et, par le fait, la rend à peu près égale à la compression exercée par le casseau lui-même. Aussi, dans cette circonstance, le sac herniaire tombe, comme par le casseau, le huitième ou le dixième jour.

Cela se conçoit : ainsi, quand il n'y a que contact sans pression entre les bords de la fente et les parois du sac, la circulation se continue malgré la suture qui, comme je l'ai recommandé, doit toujours être modérément serrée et seulement jusqu'à affrontement des parois du sac; l'irritation même accélère cette circulation; alors, le gonflement inflammatoire s'opérera d'autant plus rapidement; l'étranglement, qui en est la conséquence, sera, par le fait, plus prompt et la chute du sac plus hâtive.

Si, au contraire, les plis du sac sont suffisamment comprimés pour empêcher la circulation, le sac ne se gonflera pas et il se mortifiera lentement, l'étranglement sera moins rapide et la chute du sac plus tardive. Je dis étranglement moins rapide, mais je devrais plutôt dire que la séparation entre le mort et le vif se fera moins rapidement par cela même qu'il n'y a pas d'étranglement inflammatoire.

Mais si, par exemple, comme lorsqu'on agit avec le casseau ou une presse ombilicale, instruments qui restent à demeure, qui exercent une pression constante; si, dis-je, on serre inconsidérément et que la peau soit écrasée et comme broyée mécaniquement, ici la séparation entre le mort et le vif et la chute du sac sont si hâtives que, la cicatrice ombilicale n'ayant pas eu le temps de s'opérer, les intestins peuvent passer par l'ouverture béante de l'ombilic et s'épancher au-dehors.

Ainsi en résumé, et en règle générale, le temps après lequel la chute du sac s'opère est proportionnel à la largeur de la plaque plutôt qu'à l'épaisseur du sac herniaire. Cela est si vrai que, quand il m'arrivait de me servir de mes anciennes plaques qui sont plus larges, la chute n'avait lieu que le sixième jour. Mais, dans tous les cas, le sac ne doit jamais être trop fortement comprimé dans la plaque.

L'idée me vient à l'instant de mesurer la largeur de la fente centrale d'une plaque ancienne et d'une nouvelle. La première a 12 millimètres dans son milieu, la seconde, 10 millimètres; ce qui fait que la chute s'effectuerait autant de jours après l'opération qu'il y a de fois 2 millimètres dans la largeur de la fente centrale. Si cette règle est vraie dans tous les cas, et elle doit l'être, on pourrait donc avancer ou retarder à volonté la chute du sac. Je me rappelle aussi que, quand le sac était très-épais et que j'étais obligé de me servir de la plaque à ouverture variable et qu'alors la fente pouvait avoir 14 millimètres, la chute du sac avait lieu le septième jour. D'ailleurs, j'en ferai l'expérience. Je me servirai d'une plaque à ouverture fixe de 14 millimètres de largeur sur des exomphales qui ne nécessiteraient qu'une plaque de 10 ou de 12 millimètres et je verrai si, au lieu de tomber le cinquième ou le sixième jour, ce sac ne se détachera que le septième.

GUÉRISON IMMÉDIATE OU TARDIVE DES EXOMPHALES

J'ai eu affaire à des exomphales depuis le volume d'un œuf jusqu'à celui de la tête d'un enfant; ayant une ouverture, non pas toujours proportionnelle au volume, et admettant depuis un doigt jusqu'aux cinq doigts réunis; ce qui, avec l'épaisseur parfois assez considérable de la peau, que ces mêmes doigts repoussent dans l'abdomen, donne une idée de la grandeur de l'ouverture herniaire. Enfin, j'ai rencontré deux exomphales dont les parois adossées du sac avaient depuis 5 millimètres jusqu'à 15 millimètres à peu près d'épaisseur.

Chez les neuf dixièmes environ des opérés, la guérison est immédiatement complète. Chez les autres sujets, il reste à l'ombilic une tumeur fluctuante, diffuse qui finit par disparaître naturellement et successivement au bout de deux ou trois mois.

Quelquefois j'ordonne sur la partie des applications astringentes restrictives, qui favorisent et hâtent la guérison; rarement maintenant, dans cette circonstance, j'applique le bandage. Si la petite tumeur persiste ou a une tendance à augmenter de volume, je préfère réopérer; alors cette fois la guérison est certaine. Je trouve cela plus expéditif que le bandage, dont l'usage devient trop coûteux pour l'opérateur. A l'avenir, dans des cas semblables, je ferai, à titre d'essai, une seule et légère application de pommade de chromate de potasse.

Je crois que l'on peut dire qu'il n'y a réellement aujourd'hui que deux procédés de traitement sérieux et pratiques pour la cure des exomphales : l'un *chirurgical*, qui est la combinaison heureuse de tous les autres; et le second, la cautérisation *chromatique*, qui est un moyen thérapeutique supérieur à tous les topiques connus. Et enfin le bandage, comme palliatif ou comme auxiliaire.

Faits de guérison les plus remarquables

(EMPRUNTÉS AU SECOND MÉMOIRE INÉDIT DE 1860)

N° 1. *Clément Foin, de Bréau, commune de Perroy* (*Nièvre*). — Exomphale du volume du poing, ouverture herniaire admettant les cinq doigts réunis en faisceau; peau fine, chute le cinquième jour; guérison radicale.

N° 2. *Magny* (*Alexandre*), *de Velluy, commune d'Etais* (*Yonne*). — Le sac péritonéal est épaissi et adhérent au nœud de cicatrice de l'ombilic en avant; redoutant alors une adhérence viscérale, je ne pris pas, mais à tort, cette partie dans ma pince; aussi, après la chute du sac, qui n'était pas *plein*, mais en CALOTTE, est-il resté une petite exomphale en avant, mais qui a disparu d'elle-même insensiblement. Chute du sac, cinquième jour.

N° 3. *Claude Maubrou, de Chevigny.* — Exomphale en forme de pain de sucre du volume du poing. Ouverture, cinq doigts. Chute le cinquième jour. Guérison parfaite.

N° 4. *Blaise Maubrou, de Vellery* (*Yonne*). — Sac péritonéal adhérent comme chez le n° 2 ; mêmes craintes, mêmes réserves de ma part et même résultat. Une petite tumeur fluctuante a persisté pendant plusieurs mois. L'ouverture ne pouvait admettre le doigt ; la guérison a dû se compléter plus tard. Chute, cinquième jour.

N° 5. *M. le duc d'Uzès, ferme du château d'Entrains* (*Nièvre*). — Je sentais, dans l'intérieur du sac, des membranes comme flottantes, mais cependant un peu adhérentes vers le nœud de cicatrice de l'ombilic ; redoutant ici moins qu'ailleurs un accident, je me suis enfin décidé à comprendre ces membranes dans ma pince. Je commençais à croire que ça ne pouvait pas être des adhérences intestinales. En effet, l'animal n'a eu aucune colique et a été radicalement guéri. Ces membranes n'étaient donc autre chose que le sac péritonéal épaissi ou formant un repli à l'endroit de l'ouraque. — Chute, sixième jour.

N° 6. *Mathieu du Vignot, commune de Treigny* (*Yonne*). — Exomphale énorme du volume de la tête d'un enfant. Ouverture ombilicale de la grandeur d'un verre à boire ordinaire. Peau épaisse, indurée, sans doute parce que cette jument, âgée de trente mois, avait porté un bandage pendant très-longtemps. Elle était atteinte d'une diarrhée permanente, rebelle ; ce qui la tenait maigre, rabougrie et couverte de poux ; elle avait aussi de fréquentes coliques.

J'éprouvai tellement de peine à pratiquer cette opération avec ma pince en compas, que c'est là que me vint l'idée de la modifier en lui mettant une vis à chaque extrémité.

Après une première opération, la diarrhée et les coliques disparurent ; mais, quand les phénomènes inflammatoires se furent dissipés, il resta une exomphale du volume d'un gros œuf avec un anneau ombilical admettant le bout de trois doigts. J'opère une seconde fois, la guérison fut obtenue. Chute, le sixième jour dans les deux opérations.

N° 7. *Frottier, de Saint-Amand (Nièvre), à sa ferme d'Aunay.* — Bête de deux ans et demi. Exomphale double. C'est-à-dire qu'il y avait deux tumeurs et deux ouvertures herniaires séparées par une espèce de pont La première, située du côté des mamelles, avait le volume de deux poings, avec un anneau admettant très-aisément les cinq doigts. Immédiatement en avant existait une autre exomphale du volume d'un œuf, avec une ouverture ne laissant pénétrer que deux doigts. Il me fut impossible d'opérer avec une pince à charnière. Ma pince à deux vis n'était pas encore confectionnée; c'est là que j'en reconnus surtout l'indispensable nécessité. J'étais à plus de 26 kilomètres de chez moi; je ne voulus pas revenir sans opérer. Je remplaçai ma pince par deux carrelets en bois vert unis en casseau, et que je confectionnai *ad hoc*. L'exomphale antérieure a été radicalement guérie; seulement, à l'endroit de la grosse tumeur, il est resté une exomphale de la grosseur d'un petit œuf et dont l'anneau ombilical admettait deux doigts. Mon intention était de réopérer, mais le propriétaire m'apprit plus tard que cette hernie diminuait tous les jours. Chute, sixième jour.

N° 8. *Bilbaud de Labreuille, commune de Lainsecq (Yonne).* — Un confrère avait en vain essayé de guérir avec un bandage. On fut obligé de l'ôter, car il avait produit des blessures assez profondes et un amaigrissement rapide du poulain. J'ai tenté l'opération; l'animal fut très-bien guéri. Chute, cinquième jour.

N°s 9 et 10. *Poron de Moussu et Feillette des Cardeaux, commune d'Arquiain (Nièvre).* — Deux pouliches opérées le même jour. Exomphales du volume du poing; trou ombilical admettant les cinq doigts. Chute, le cinquième jour. Il est resté sur chacune, après l'opération, une omphalocèle diffuse de la grosseur d'un petit œuf de poule et à ouverture herniaire admettant deux doigts. Deux mois après, étant allé pour réopérer, je fus très-surpris de ne retrouver à l'endroit de l'ombilic qu'une tumeur grosse comme une petite noix et sans ouvertnre herniaire appréciable. « Depuis un mois, me dirent les propriétaires, la grosseur diminue à vue d'œil. » Il n'y avait pas lieu de réopérer, je n'ai fait aucune application caustique ; je crois cependant me rappeler avoir recommandé les applications de blanc d'Espagne délayé dans du vinaigre. Un mois plus tard, la guérison était complète.

Il est à remarquer que, dans ces deux exomphales, qui se trouvaient dans les mêmes conditions de volume, d'ouverture herniaire, d'épaisseur du sac, les phénomènes de guérison ont été exactement les mêmes. Ce qui n'a pas lieu par la cautérisation nitrique.

N° **11**. *Thomas des Minerottes, commune de Sainpuit* (*Yonne*). La pouliche contracta la gourme le lendemain de l'opération ; la maladie suivit son cours régulier et l'opération aussi ; il n'y eut aucune complication fâcheuse : la bête guérit de l'une et de l'autre ; il aurait pu en être autrement.

N° **12**. *Gaudin des Carrés, commune d'Entrains*. — Pouliche qu'un vétérinaire avait traitée sans succès par un bandage appliqué pendant deux mois, bandage qui l'avait entamée aux flancs, sur les reins et l'avait beaucoup fait souffrir.

J'opérai cette bête très-amaigrie, en présence de M. Hervez de Chégoin, membre de l'Académie de médecine, qui désirait me voir pratiquer cette opération parce qu'il ne s'expliquait pas que la suture et la chute du sac puissent déterminer l'obturation de l'anneau fibreux ombilical (Voir mon premier Mémoire, p. 38). M. de Chégoin put juger de la simplicité de mon opération et de son efficacité. Cette pouliche a été guérie d'emblée. Chute le cinquième jour.

Cette année encore, ce vénérable vieillard (quatre-vingt-cinq ans) a tenu à me voir faire la même opération.

N° 13. *Millot des Marlots, commune de Bouhy (Nièvre).*— La hernie avait le volume du poing et le trou ombilical admettait les cinq doigts. Un confrère avait refusé de l'opérer à cause de son volume, mais plus spécialement il donna pour prétexte qu'il y avait des adhérences et que l'opération serait mortelle. J'opérai néanmoins. La guérison ne fut pas d'emblée tout à fait complète. J'avais résolu de la terminer par le bandage, mais cela ne fut pas nécessaire : au bout de six semaines, il n'y avait presque plus rien. Chute du sac, cinquième jour.

N° 14. *Frottier de Gaillardon, commune d'Arquiain (Nièvre).* Pouliche qui avait été déjà opérée au moyen du casseau trois mois auparavant par un empirique, qui, dans le pays environnant, en avait déjà fait périr trois. Il y avait des membranes flottantes et adhérentes au nœud de cicatrice de l'ombilic. La peau était tellement épaisse que je n'aurais pu opérer avec ma pince à charnière ; heureusement, j'avais enfin ma nouvelle pince perfectionnée (à deux vis et graduée). J'ai compris les membranes dans la suture et j'ai guéri. Chute, cinquième jour. Un bandage a été appliqué pour écraser l'engorgement et hâter la guérison.

Dans mon second Mémoire inédit, je terminais la relation des faits de guérison par les réflexions suivantes : « Mais ce qu'il y a de remarquable, c'est cette régularité « dans la chute du sac, le plus souvent le cinquième jour, « quelquefois le sixième. Tandis que l'on peut voir dans « mon premier mémoire imprimé que le sac herniaire « tombait généralement le sixième jour, souvent le sep- « tième et quelquefois même le huitième jour. Pourquoi « cette différence? Pourquoi cette hâtiveté? Est-ce parce « que, ayant plus de hardiesse, je serre davantage, sans « m'en douter, les points de suture qu'autrefois? Ou bien

« est-ce que je me suis perfectionné dans la pratique de « l'opération? Je crois plutôt que je dois la régularité de « la chute du sac à ma nouvelle pince à deux vis, laquelle « exerce une pression plus uniforme, favorise une suture « plus égale, plus régulière. Enfin, voilà des faits! je « laisse à d'autres plus éclairés le soin de les interpréter, « Je ne puis qu'apporter mon humble filon. » Eh bien, c'est peut-être aussi un peu à tout cela, mais c'est surtout à la largeur moindre de la fente de ma plaque que je dois cette hâtiveté et cette uniformité dans la chute du sac herniaire.

Autres faits de guérison.

Je ne rapporterai point, je l'ai déjà dit, tous les cas de guérison que j'ai obtenus depuis. Puisque les phénomènes sont les mêmes, ce serait chose fastidieuse. D'ailleurs, je dois le dire, mon second Mémoire était envoyé, et comme je n'avais pas l'intention d'en écrire un troisième, je ne pris aucune note.

Tout ce que je peux dire, c'est que, quelles que soient la grosseur de la hernie, la finesse ou l'épaisseur du sac herniaire, la grandeur du trou ombilical, et enfin qu'il y ait existence ou non de membranes intérieures, je ne rebute jamais d'exomphales, quand toutefois ces hernies n'ont pas déjà été traitées par la cautérisation nitrique qui a pu produire des adhérences dans la hernie et son irréductibilité.

N° 15. *Merlot, dit Castaing, de Lanisecq (Yonne)*. Septembre 1863. — Poulain de l'année qui portait une hernie considérable. C'est le cas le plus remarquable que j'aie obtenu jusqu'à ce jour, c'était comme une éventration. C'est pourquoi je tiens à le rapporter, afin de montrer combien mon procédé est prompt et efficace dans ses résultats.

Deux mois auparavant, cette hernie, déjà volumineuse, n'avait guère que le tiers de la grosseur qu'elle acquit plus tard. Castaing fit voir cette infirmité à son vétérinaire, M. Dubief de Thury, lequel ajourna ou plutôt refusa l'opération, à cause, disait-il, « du volume de la hernie, « de la grandeur du trou ombilical, et surtout en raison « des *adhérences de l'intestin* dans le sac herniaire. »

Enfin Castaing, voyant chaque jour la hernie augmenter de volume, et ayant entendu dire que j'avais déjà guéri un grand nombre d'exomphales, me fit voir son poulain.

J'avoue qu'à première vue ma hardiesse habituelle fut ébranlée. Néanmoins, je ne laissai pas voir mon hésitation, et je décidai l'opération.

La hernie que portait ce jeune animal était en forme de pain de sucre et mesurait $0^{m}.35$ de circonférence à sa base et $0^{m}.15$ c. de longueur. L'ouverture ombilicale laissait pénétrer les cinq doigts réunis poussant devant eux une peau très-épaisse. Cette ouverture herniaire oblongue pouvait avoir environ 10 centimètres de longueur sur 7 centimètres de largeur. Après avoir opéré la réduction, on sentait, sous les doigts et dans l'intérieur du sac, des membranes assez épaisses, adhérant seulement au nœud de cicatrice de l'ombilic, et qu'il était par conséquent impossible de faire rentrer dans l'abdomen, sans être suivies du nœud de cicatrice. Ce sont ces membranes que les auteurs, comme je l'ai déjà dit, ont prises pour des adhérences intestinales, et dont j'ai expliqué la nature.

Après avoir expliqué au propriétaire, qui n'eut pas de peine à me croire, que toute opération a son danger, surtout quand elle s'adresse à une telle infirmité, et que son poulain pourrait très-bien en mourir, je lui dis aussi que, s'il ne mourait pas, il était très-probable que la guérison n'aurait pas lieu au premier coup et qu'une seconde opération serait sans doute nécessaire, ou tout au moins un bandage. Castaing me répondit : « qu'il en avait « pris son parti, qu'il faisait le sacrifice de l'animal, dont « il ne pourrait jamais se défaire, et que, d'ailleurs, les « *grandes* coliques qu'il avait parfois le feraient tou- « jours mourir. » Ce poulain n'avait pas la diarrhée, mais, de temps à autre, l'exomphale devenait un peu plus grosse, surtout plus dure, et l'animal avait des coliques, auxquelles le propriétaire remédiait, en foulant sur l'exomphale et faisant rentrer les *boyaux*.

Tout à fait rassuré par l'air résolu du propriétaire et par cette réflexion qu'un insuccès dans cette circonstance exceptionnelle, insuccès auquel tous et chacun des assistants s'attendaient, ne saurait faire de tort à ma réputation déjà solidement établie pour la cure des hernies; rassuré, dis-je, j'opérai hardiment et sans crainte; mais j'avoue que, dans mes débuts, je n'aurais pas osé entreprendre cette opération.

Il eût été bien certainement impossible d'opérer cette exomphale avec ma pince à charnière encore moins avec la pince Bénard. Ma pince à deux vis m'a été ici d'un secours indispensable. J'ai compris entre ses branches les membranes adhérentes au nœud de cicatrice, membranes dont la suture, comme je l'ai dit, au lieu d'être dangereuse, est, au contraire, une condition indispensable à la guérison radicale.

Mais ce qu'il y a de remarquable dans cette guérison, c'est que je m'attendais à une chute tardive du sac, tandis qu'elle a été très-prompte, et cela sans danger. Après la suture, je me suis servi de ma plaque à ouverture variable, à cause de la grande épaisseur du sac, et, avec intention, je ne l'ai point serrée du tout, afin, pensai-je, que le sac, étant tout à fait à l'aise, ne s'étrangle pas si vite et tombe plus tard, et de donner ainsi le temps de se fermer à cette *vaste ouverture* ombilicale. J'ai la conviction que si le pli des enveloppes herniaires, au lieu d'être à l'aise dans la fente de la plaque, y avait été à l'étroit, c'est-à-dire quelque peu comprimé, la chute du sac aurait été plus tardive.

Je comptais sur une huitaine de jours, aussi je fus très-surpris quand on m'annonça que le sac était tombé le quatrième jour. Je n'osai en demander davantage parce qu'alors je pensais le poulain mort d'une éventration.

Mais, point du tout; on me dit que le poulain se portait à merveille, qu'il avait moins souffert qu'avant l'opération. Le sac, en tombant, avait laissé à la place de la hernie une plaie elliptique plane, longue de 15 centimètres, et large de 8 centimètres, bourgeonneuse, et présentant, dans son milieu, un bouchon fibrino-albumineux, jaunâtre. Huit à dix jours après, la plaie était sèche et bien rétrécie. Le poulain, qui n'a pas paru souffrir de l'opération, fut conduit aux champs avec sa mère. Il fut d'emblée parfaitement guéri. On peut dire que c'est un cas heureux, cas qui m'a bien surpris.

DEUX CAS DE GUÉRISON OBTENUS PAR M. PHILIPPE HEU DE CHAUMONT (OISE), EN 1862

Je crois utile de transcrire ici une lettre de M. Heu, relative à des faits intéressants de guérison qu'il a obtenus par mon procédé :

Chaumont, 6 août 1862.

*A M. M***, médecin-vétérinaire à ***.*

« Monsieur et honoré Confrère,

« Mes opérations sont terminées heureusement, je puis bien vous remercier aujourd'hui de l'obligeance que vous avez mise à m'initier à tous les petits détails de votre procédé.

« Je n'ai rien négligé de tout ce que vous m'avez dit, et ce qui m'a été utile par-dessus tout, c'est le *fac-simile* que vous avez eu la bonté de joindre à votre plaque.

« Avec de pareils documents je ne pouvais manquer de réussir, et j'ai réussi en effet.

« Contrairement à votre conseil, c'est le pur-sang que j'ai opéré le premier; le propriétaire s'impatientait, ce fut un à-propos pour moi, par la raison que, pour le poulain commun, j'ai rencontré une difficulté qui aurait pu me faire renoncer d'emblée à l'opération, si déjà je n'avais eu par devers moi un précédent heureux.

« C'est le 16 juin que j'opérai le poulain pur-sang âgé de cinq mois.

« Le premier temps de l'opération (la suture) se fit à merveille ; seulement la peau étant épaissie au centre, votre plaque se trouvait trop étroite, le cul-de-sac ne pouvait entrer dans l'ouverture ; je fus obligé d'agrandir à la lime, et je le fis ensuite entrer à frottement.

« Pour le reste, j'ai suivi à la lettre les prescriptions de votre traité. Tous les phénomènes consécutifs se sont aussi succédé dans le même ordre que vous les décrivez. Le cul-de-sac herniaire n'est tombé qu'au bout de *huit jours* ; à partir de ce moment on pansa la plaie comme il est indiqué et, quinze jours après l'opération, mon opéré courait dans la prairie avec ses camarades. Malgré qu'il fût irritable, il n'a pas souffert de l'opération.

« Quant au deuxième, qui était un gros poulain de trait, âgé de un an, je l'opérai le 15 juillet.

« J'éprouvai une véritable difficulté à coudre la peau qui était indurée au centre de l'exomphale et aussi dure qu'une vieille semelle; fort heureusement j'avais à mon couteau un poinçon bien aigu dont je me servis comme le cordonnier, et je terminai la suture.

« Deuxième difficulté : ma plaque bien que large ne l'est pas assez, j'use de la lime ; il se passe un petit moment d'attente, le poulain est ensuite relevé ; je le saigne et je suis les mêmes prescriptions que pour le premier. Le cul-de-sac ne tombe qu'au bout de *dix jours* ; pendant tout ce temps le poulain ne souffre pas, il engraisse même à l'écurie. Je fais panser la plaie, et au bout de quinze jours il est remis en liberté avec ses camarades.

« Telle est en résumé l'histoire de ces deux poulains, sur l'un desquels j'ai rencontré une véritable induration.

« La difficulté n'a toujours tenu qu'à l'ouverture de la plaque, n'étant pas assez prémuni moi-même contre les inconvénients que je viens de signaler ; c'est ce qui fait qu'à l'avenir je me servirai dans tous les cas de la plaque à vis et à ouverture variable.

« Comme toutes les opérations, votre procédé demande une certaine habitude, un *modus faciendi*, qui peut facilement s'acquérir en une séance. L'essentiel, selon moi, c'est d'être muni préalablement de tous les accessoires de l'opération, fil, aiguilles, etc., et voire même d'une alène.

« Au demeurant, je ne vois aucun danger au mode opératoire que vous préconisez, et, comme vous le dites sans exagération, sa valeur pratique est appelée à rendre de grands services à l'agriculture et au commerce français ; j'ajouterai même qu'au point de vue de l'élève du pur-sang anglais, l'opération de la hernie ombilicale est de première nécessité, d'abord à cause de la valeur vénale que cet animal représente, laquelle peut atteindre un gros chiffre en quelques minutes, et ensuite parce qu'un cheval atteint d'une pareille infirmité ne pourrait suffire à la somme de vitesse qu'on exige de lui, dans les courses au galop surtout, sans être exposé à mourir d'un engouement de l'intestin dans un moment ou dans un autre.

« Agréez, etc.

« *Signé* : P. Heu.
« Vétérinaire à Chaumont. »

Si ma méthode de traitement réussit, pour ainsi dire, constamment entre mes mains, c'est donc assurément, comme on le voit, moins à mon habileté personnelle qu'à sa valeur intrinsèque; puisque entre les mains de celui qui débute dans son application, elle réussit parfaitement malgré les quelques difficultés qui se sont présentées dans le manuel opératoire.

J'avais oublié de dire à M. Heu d'avoir avec sa pince plusieurs plaques de différentes dimensions et surtout la plaque à vis, deux aiguilles en plus (comme réserve), une lime, une alène et une pelote de bon fil ou espèce de ficelle fine que l'on trouve chez les merciers, car il m'est arrivé que, dans les campagnes, on m'a donné du mauvais fil brûlé et qui se cassait au moment où le poulain se relevait de dessus la litière d'opération, et que la suture alors se défaisait; chose ennuyeuse que je m'empressais de réparer, et qui, pourtant, n'a jamais été suivie d'accident.

Ainsi, je n'ai donc rien exagéré en disant que les animaux ne paraissent pas souffrir de l'opération et qu'ils ne maigrissent pas comme par les autres procédés, surtout par le bandage et la cautérisation.

En comparant ma méthode chirurgicale avec le procédé de M. Foëlen, on voit que les poulains opérés par ma pince souffrent peu et sont guéris au bout de dix à quinze jours, tandis que par la cautérisation *chromique*, l'inflammation est vive, la peau très-chaude, l'engorgement douloureux et considérable s'étendant jusqu'aux membres antérieurs; évidemment, l'animal doit souffrir et maigrir beaucoup. L'eschare se détache du quinzième au vingtième jour, alors que la guérison est déterminée quand on emploie mon procédé. Et la guérison, pour être complète par la cautérisation chromique, doit demander de trente à quarante jours. Puis les frictions que l'on doit faire en nombre indéterminé, sont assez faciles pour la première fois, mais douloureuses pour les fois suivantes; elles doivent être difficiles à faire surtout sur les sujets irritables.

J'ai initié à ma méthode plusieurs de mes confrères voisins et notamment M. Vernant, vétérinaire distingué à Clamecy. J'ai pratiqué devant eux dans leur clientèle plusieurs sujets. Depuis ils emploient avec succès ce procédé et le trouvent plus expéditif, plus sûr que les autres.

Faits de non guérison. — Tétanos. Gangrène.

GOURME OU TÉTANOS

N° 1. *M. Geste, propriétaire aux Frâgnes, commune de Treigny (Yonne).* — Poulain qui, à l'âge d'un mois, avait perdu sa mère. Aussi était-il petit et rabougri, d'autant plus que les soins lui avaient manqué. La peau de l'exomphale était très-fine; j'ai opéré avec ma pince à charnière, ayant envoyé celle à vis à un confrère de la Charente. Quinze jours après, le propriétaire m'apprit que son poulain était mort le neuvième jour; que, pendant les quatre ou cinq premiers jours, il avait été très-bien, mais qu'ensuite, après la plaque tombée, la gourme, qui régnait dans une écurie voisine, était survenue sur l'opéré, que le métayer l'avait saigné et qu'il était mort quelques jours après. Je n'ai rien pu savoir de bien positif; j'ai blâmé de ce que l'on ne m'avait pas envoyé chercher. On m'a dit cependant qu'il ne pouvait plus boire, que la gourme lui tenait les *mâchoires raides*. Est-il mort de l'opération? C'est peu probable, puisqu'elle a suivi sa marche régulière. Est-il mort de la gourme? On serait porté à le croire, d'autant plus que la saignée a été pratiquée alors que le jetage était très-abondant. Mais j'ai pensé aussi au *tétanos* en raison de ce trismus qu'on m'avait signalé. Il est même très-probable que le poulain a succombé au tétanos, dont le développement a dû être singulièrement favorisé par la saignée faite à cette période de l'opération, alors que la plaie était en bonne voie de cicatrisation. J'ai la conviction que la saignée faite au moment de l'opération est favorable, mais que plus tard elle est nuisible.

Le propriétaire ne mit, d'ailleurs, nullement cet insuccès mortel sur le compte de mon opération. Plus tard je lui ai opéré et guéri d'autres poulains.

TÉTANOS

N° 2. *Louis Bardot, de Menestreau (Nièvre)*. — Le 21 juillet 1861, j'opère chez ce cultivateur une pouliche et un poulain de la hernie ombilicale. La pouliche a eu quelques coliques après l'opération de son exomphale, du volume d'un œuf de poule; tandis que le poulain ne s'en est nullement ressenti, quoique cependant l'omphalocèle qu'il portait fût énorme (du volume de deux poings) et le trou ombilical très-grand; aussi avais-je annoncé qu'une seconde opération serait sans doute nécessaire. Le sac tomba le cinquième jour, laissant une plaie bombée, c'est-à-dire sous forme d'une tumeur bourgeonneuse, molle, fluctuante, s'effaçant par la pression de la main, ce qui prouvait évidemment que l'intestin s'engorgeait encore par l'anneau fibreux ombilical incomplétement fermé.

Le 29, la plaie était bien rétrécie et en bonne voie de cicatrisation. Ce poulain (comme la pouliche qui a été très-bien guérie) était gai et en parfaite santé. Le 30, on eut le tort, et sans que je l'eusse ordonné, de lâcher, *dès le matin*, ces jeunes animaux avec leurs mères, dans des *prés* situés dans la profonde vallée du château de Villiers. Ces jeunes bêtes prirent leurs ébats, coururent et sautèrent beaucoup, et enfin s'engagèrent ensuite dans des trèfles très-hauts et couverts d'une *rosée glaciale*, puis, étant fatigués et sans doute en sueur, ils se mirent à brouter l'herbe froide avec leurs mères.

Le soir, le poulain devint un peu triste, il cherchait, mais en vain, à téter sa mère. Ses jambes paraissaient plus raides; aussi vint-on me chercher cette fois en disant « *que le poulain était fourbu.* » A mon arrivée, je reconnus le trismus avant-coureur d'un tétanos *traumatique*, mais je me donnai bien de garde de le mettre ouvertement sur le compte de l'opération; le propriétaire me crut d'autant plus facilement qu'il ne voyait pas le rapport qui pût exister entre cette singulière affection et une opération qui n'avait point *fait souffrir* son poulain et dont, d'ailleurs, il était guéri.

Le corps clignotant apparaissait, par le moindre choc, sur le chanfrein; les muscles de l'encolure étaient déjà tendus, la marche automatique, et cependant la plaie était sèche et comme cicatrisée (cette sécheresse de la plaie me parut de mauvais augure). Il n'y avait ni engorgement ni douleur dans la région de l'ombilic. Je donnai des breuvages et des lavements laudanisés, camphrés et même éthérés. Je fis aussi des inhalations d'éther. J'appliquai un large sinapisme sous le ventre et sur la plaie ombilicale même afin d'essayer d'obtenir une révulsion. La moutarde enlevée, je fis une application de basilicum sur la plaie pour essayer de ramener la suppuration tarie, mais tout fut vain. Craignant le développement aussi du tétanos sur la pouliche, je la soumis à un traitement anesthésique. La plaie était pourtant encore humide, mais moins, je crois, qu'elle n'aurait dû l'être. Je fis une bonne application, à sa surface, de basilicum. Le lendemain, le poulain présentait, à leur suprême degré, les symptômes d'un tétanos général et devant produire rapidement la mort.

Il était impossible de desserrer les mâchoires. La raideur était générale, la marche excessivement pénible, l'asphyxie imminente. J'annonçai alors que la mort était proche et que tout traitement était inutile.

L'animal mourut en effet le soir, et j'en fis l'ouverture. J'aurais bien désiré faire un examen minutieux des lésions du tétanos, mais le tard se faisait, et mon examen à cet égard a été très-superficiel. Mais quant à l'anatomie chirurgicale de l'omphalocèle, je l'étudiai d'autant plus attentivement que c'était la première fois que j'avais ce triste avantage de faire l'autopsie d'un de mes opérés. Aussi, c'est dans cette circonstance que j'ai commencé à faire la découverte de l'anatomie vraie de l'exomphale, découverte qui a été complète quelques jours plus tard. Une pouliche que je devais opérer et qui portait une *magnifique* hernie ombilicale, s'étant cassé la jambe, je fis de cette hernie une dissection minutieuse. Je la mis dans un flacon d'alcool et l'envoyai à M. Delafond qui, je crois, a dû la déposer au cabinet des collections de l'École d'Alfort.

Revenons à notre sujet : l'opération a-t-elle été ici la cause directe du tétanos, ou bien n'a-t-elle fait que mettre l'opéré dans une prédisposition plus grande à contracter cette affection, si une autre cause accidentelle venait à agir? Je crois cette dernière opinion plus probable.

En effet, un mois après, je fus appelé le soir, à la nuit, par le sieur Jollet, cultivateur au Chéney, commune d'Entrains, pour voir un poulain que son propriétaire ne considérait que peu malade. « Il cherche encore, me dit-il, à téter et à manger, mais comme s'il avait quelque chose dans la bouche qui le gênât. » Ce poulain n'avait pas de hernie, il n'avait subi aucune opération quelconque. En entrant dans l'écurie, le poulain étant dans la porte et la lanterne éclairant sa face, je vis tout aussitôt que j'avais affaire au tétanos, et j'annonçai de suite au propriétaire, qui en fut très-surpris, que l'affection était mortelle. En effet, tout traitement fut impuissant, l'animal mourut. (J'avais en outre employé les sudorifiques.)

Eh bien! qu'était-il donc arrivé à ce poulain, ou mieux, quelle était donc la cause de ce tétanos?

Ce jeune animal, qui était d'une grande vivacité, s'était échappé, dès le matin; il avait beaucoup couru dans les chemins du village, traversé des chènevières, et quand on a pu le faire rentrer dans l'écurie il était tout mouillé de sueur, sans doute, et de rosée ; en outre, un courant d'air assez considérable n'avait pas été intercepté. Ainsi, même cause que sur le poulain de Bardot, même promptitude dans le développement de l'affection.

Je me rappelle avoir été appelé, il y a une dizaine d'années, par le sieur Gabriel Coulanges, fermier aux Cottez, commune d'Entrains, pour voir un poulain malade. A mon arrivée, je vis une plaie exubérante, étoilée et sèche à l'ombilic; il y avait autour très-peu d'engorgement. Un châtreur avait pratiqué la cautérisation nitrique sur un exomphale de la grosseur d'un œuf, que portait ce poulain, il y avait environ cinq à six semaines. Je déclarai que le poulain était atteint du tétanos et qu'il allait mourir promptement, et il mourut, en effet, le lendemain. J'en fis l'autopsie; il y avait intérieurement de l'inflammation autour de l'ombilic. Mais les intestins étaient intacts.

Une autre cause déterminante, sans doute, n'aura-t-elle pas aussi agi dans cette circonstance? N'y aurait-il pas eu un refroidissement, un arrêt de transpiration, qu'on sait si favorable à l'éclosion du tétanos? Cela est bien probable.

Aussi je recommande bien maintenant d'éviter pour mes opérés les causes vagabondes, les courants d'air, alors surtout que les poulains sont en sueur. Enfin, je conseille de ne pas les conduire aux champs par la pluie, d'éviter enfin, toute espèce de refroidissement, tout ce qui peut déterminer aussi un arrêt dans la transpiration cutanée.

Et comme les poulains me paraissent plus exposés que les pouliches à contracter le tétanos traumatique, je les soumets plus spécialement aux boissons laudanisées.

Je recommande surtout au propriétaire que si l'opéré venait par hasard à être mouillé, de le rentrer le plus promptement possible à l'écurie, de le bien bouchonner, voire même avec des briques chaudes afin de le bien sécher, de le couvrir, et même, si le refroidissement a été prolongé et qu'on n'ait pu y remédier que tardivement, je recommande une infusion stimulante et sudorifique (thé, fleurs de sureau et fleurs de tilleul).

D'ailleurs, ces précautions sont bonnes à prendre à la suite de toutes les opérations dont la réussite pourrait être entravée par une complication de la nature de celle que je viens de relater.

Le tétanos, cette affection si mystérieuse encore et si bizarre dans son développement, dépend moins, je le crois, de l'intensité de la souffrance qu'occasionne une opération ou une plaie quelconque, que des circonstances extérieures qui agissent sur l'animal ou directement sur la plaie en suppuration, ou, enfin, peut dépendre aussi de conditions insaisissables dans l'évolution de la cicatrice de la plaie elle-même. Enfin, chose inexplicable, le plus souvent le tétanos arrive quand la plaie est presque cicatrisée.

Le tétanos, j'en suis convaincu, n'est pas plus inhérent à ma méthode de traitement et même moins qu'à toute autre. Ces deux cas de tétanos, l'incertain et l'autre douteux, ne sauraient empêcher de considérer mon procédé comme le plus efficace, le moins dangereux et le plus rationnel.

On a vu le tétanos se déclarer après un arrêt subit de transpiration, un arrêt de suppuration par réfrigération d'une plaie, tandis qu'après certaines opérations douloureuses, des coliques violentes, on ne le voit pas inévitablement apparaître.

Et c'est si vrai que ce n'est pas l'excès de la douleur qui détermine le tétanos, c'est que dans l'opération de l'exomphale il se déclare alors que la douleur n'existe pour ainsi dire plus; c'est que par la castration qui détermine elle-même une si grande douleur, on a pu guérir le tétanos sur des chevaux entiers. Serait-ce alors en déterminant une espèce de dérivation nerveuse puissante? Je ne le pense pas. Ne serait-ce pas plutôt parce que, en enlevant les testicules, on enlève la cause, la racine du mal chez des animaux trop nerveux, trop irritables dont les désirs vénériens excessifs n'étant pas satisfaits ont produit le tétanos? Je le crois plutôt.

Ne serait-ce pas une inconséquence pathologique que d'affirmer que, règle générale, la castration chez les animaux entiers est le remède du tétanos quand le plus souvent elle en est la cause? *Remède* dans les circonstances exceptionnelles rapportées par M. Taffanel et par d'autres, *cause* dans la majorité des cas.

Je m'aperçois que je m'éloigne de mon sujet, mais cette digression n'était pas tout à fait inutile. J'ajouterai seulement pour terminer que, dans la castration comme dans l'opération de l'exomphale, le tétanos se produit dans des conditions identiques, mais c'est le plus souvent par l'impression d'un air froid ou par l'action de l'eau froide intempestivement dirigée sur les plaies alors qu'elles suppurent.

Ainsi, le poulain de bardot ne s'est point aperçu de son opération dont il n'a paru nullement souffrir; il s'est, en un mot, comporté après comme avant l'opération, et voilà qu'arrive le tétanos *dix jours après* l'opération. Il n'était point, ici, produit par un excès de souffrance, mais plutôt par la réfrigération de la plaie et le refroidissement de tout le corps.

On pourrait dire que, quelles que soient la cause et la nature d'une plaie suppurante, elle est une prédisposition au tétanos si la suppuration est supprimée tout à coup. Il y a certainement là une modification inconnue dans les fonctions du système nerveux, et cette action, encore mystérieuse pour nous, n'en est pas moins la cause évidente du tétanos.

GANGRÈNE

N° 3. *Martignon-des-Nâlos, commune de Ciez (Nièvre).* — (31 mai 1872.) Pouliche de trente mois, vigoureuse, tempérament sanguin énergique. Exomphale volumineuse, trou ombilical admettant l'extrémité des cinq doigts réunis en faisceau, peau très-épaisse, membranes intérieures cohérentes au nœud de cicatrice. J'opère comme d'habitude. J'ai été obligé d'agrandir, séance tenante, la fente de la plaque dans son milieu à cause de l'épaisseur du nœud de cicatrice. Comme la bête s'était livrée à des efforts considérables pendant l'opération, qu'elle en était en sueur, comme aussi et surtout que les conjonctives examinées avant l'opération étaient très-rouges, je recommandai de faire une bonne saignée à cette pouliche dès le lendemain matin.

Le cinquième jour j'allai voir mon opérée ; je fus très-étonné de voir, contre l'ordinaire, un œdème ou plutôt un engorgement considérable, douloureux, pâteux. Le propriétaire avait oublié ou plutôt négligé de faire la saignée. « La bête, me dit-il, avait bien été les trois premiers jours, mais depuis hier elle est devenue triste, aujourd'hui elle ne mange plus. » En effet, cette bête se tient au bout de son attache et baisse la tête ; l'inflammation a dépassé ses limites habituelles, elle a été trop considérable et j'ai affaire à un engorgement gangréneux. Le cul-de-sac ombilical tient encore. Je mets en usage le traitement indiqué dans la circonstance. Je prescris les soins à donner. Je retourne le lendemain soir, le sac s'était détaché le matin et à mon arrivée je trouve la bête morte ; elle venait d'expirer, elle était chaude encore. J'avoue que je fus péniblement impressionné. La plaie était plane, bien fermée. J'aurais bien désiré faire l'autopsie, mais il n'y avait à la maison que le fils Martignon qui ne voulut pas que j'ouvrisse la bête dans l'écurie ; n'ayant pas le temps d'attendre que l'on ait conduit le cadavre dans les champs et que l'on ait ammené le bourrelier, je m'en allai.

Le propriétaire me dit plus tard « que le ventre était pourri, mais que les boyaux n'avaient pas de mal. »

Je reportai sur sa négligence la cause de cet accident. Évidemment la saignée l'aurait évité. Heureusement encore, pour moi, que j'avais déjà guéri deux poulains chez ce propriétaire : un par le bandage (voir premier Mémoire, 1860, p. 20) et l'autre par ma pince et ma plaque, il y a quelques années.

J'ai obtenu ces insuccès le 31 mai 1872.
Ainsi donc trois insuccès :

1° Un cas douteux de tétanos ;

2° Un cas de tétanos évident ;

3° Un cas de gangrène des parois ventrales.

RÉSUMÉ ET CONCLUSIONS

Comme j'ai rédigé un peu à la hâte et sans doute aussi d'une manière un peu confuse ce Mémoire, je crois devoir le résumer très-sommairement.

Sa nouveauté consiste donc :

1° Dans la découverte de l'anatomie véritable de l'omphalocèle inconnue jusqu'alors, anatomie dont la connaissance explique parfaitement les phénomènes consécutifs et curatifs de l'opération de cette hernie, et aussi « qui explique et justifie toutes les audaces de la cautérisation nitrique. »

2° Dans la démonstration que l'irréductibilité n'est qu'un état accidentel maladif de la hernie ombilicale et non un état normal compatible avec l'état de santé.

3° Dans la preuve de la non existence d'adhérences viscérales dans l'omphalocèle. En effet, les adhérences signalées par les auteurs ne sont autres que le péritoine épaissi ou des duplicatures de cette séreuse, entourant l'ouraque et venant s'insérer au sommet même de l'ombilic.

La connaissance de cette disposition donne plus de hardiesse à l'opérateur, qui alors comprend ces plis membraneux et souvent indurés dans sa pince, ce qui favorise singulièrement l'entière guérison qui, sans cela, pourrait être incomplète.

4° Dans le nouveau et dernier perfectionnement de ma pince ombilicale à *deux vis* et graduée; disposition qui la rend d'un usage facile et général dans *tous* les cas de hernie ombilicale et même de hernies inguinale, ventrale et d'éventration, dans l'opération desquelles infirmités elle procure une suture commode, régulière, tout en protégeant l'intestin contre l'atteinte des aiguilles.

5° Dans la nouvelle perfection aussi apportée à la plaque ombilicale, dont les angles sont arrondis, ce qui lui donne une forme ovale qui fait éviter à la fois les blessures aux cuisses lors du décubitus, et, chez les poulains, l'excoriation des piliers du fourreau.

La fente centrale est uniformément maintenant de 10, 12 et quelquefois de 14 millimètres de largeur, ce qui prouve la chute du cul-de-sac herniaire régulièrement le cinquième, sixième et septième jour, et la guérison le dixième, douzième et quinzième jour.

6° Enfin, les principaux faits nouveaux de guérison que je rapporte et le nombre assez respectable des autres faits que je cite seulement parce qu'ils sont tellement semblables qu'il est inutile de les décrire chacun en particulier. Tous ces faits prouvent d'une manière surabondante que ma méthode est la plus sûre dans son exécution, la plus solide, la moins douloureuse et la seule qui soit d'une régularité, d'une précision pour ainsi dire mathématiques dans ses phénomènes consécutifs, et, enfin, la plus prompte à donner la guérison.

Sur plus de quatre cents cas, les trois insuccès mortels que je rapporte ne sont point dus à l'exécution en ellemême de l'opération, mais à des circonstances qu'il était possible d'éviter, qui sont plutôt du fait de la négligence des propriétaires que du fait de l'opérateur lui-même.

Saignée des opérés s'ils sont sanguins. Saignée et laudanum sur les nerveux.

Éviter les refroidissements par courants d'air, pluie ou rosée.

Je saigne immédiatement maintenant presque tous mes opérés, à moins qu'ils n'aient les muqueuses plutôt pales que roses.

On évitera certainement à l'avenir ces accidents en prenant les précautions que j'indique et qui depuis m'ont épargné de nouveaux insuccès.

Au point de vue de la profession vétérinaire, mon procédé a cet autre avantage que les propriétaires et surtout les empiriques ne peuvent pas s'en emparer, comme ils ont fait du bandage, de la cautérisation nitrique, de la ligature et du casseau. Quoique très-simple en réalité, mon procédé paraît compliqué.

Telles sont les nouvelles études que j'ai l'honneur de soumettre à l'appréciation éclairée de la Société centrale vétérinaire sur les hernies des jeunes animaux.

Puisse ce petit travail être agréé par la savante compagnie et servir utilement aux progrès de la science et de la profession vétérinaires !

25 décembre 1873.

72450 PARIS. — Typographie Ves RENOU, MAULDE et COCK, rue de Rivoli, 144.

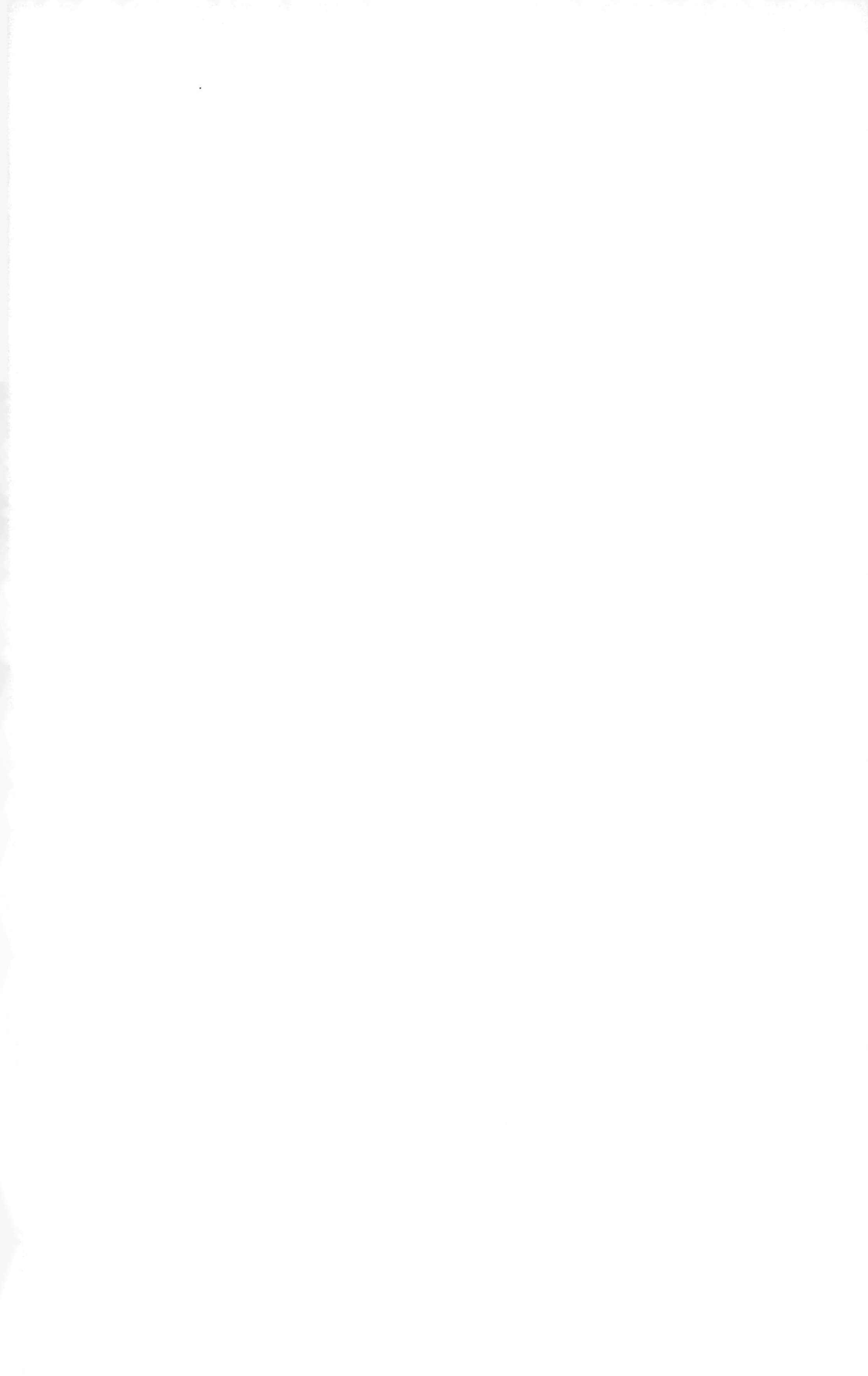

www.ingramcontent.com/pod-product-compliance
Ingram Content Group UK Ltd.
Pitfield, Milton Keynes, MK11 3LW, UK
UKHW021557260726
13993UKWH00002B/891

9 782329 295619